Werkstattbücher zu Pflege heute

Unterstützung, Beratung und Anleitung in gesundheits- und pflegerelevanten Fragen fachkundig gewährleisten

Werkstattbücher zu Pflege heute

Herausgegeben von Angelika Warmbrunn

Unterstützung, Beratung und Anleitung in gesundheits- und pflegerelevanten Fragen fachkundig gewährleisten

Themenbereich 3: Analyse und Vorschläge für den Unterricht

Sonja Hummel-Gaatz, Axel Doll

ELSEVIER
URBAN & FISCHER

URBAN & FISCHER

Zuschriften und Kritik an:
Elsevier GmbH, Urban & Fischer Verlag, Lektorat Pflege, Karlstraße 45, 80 333 München

Wichtiger Hinweis für den Benutzer
Die Erkenntnisse in Pflege und Medizin unterliegen laufendem Wandel durch Forschung und klinische Erfahrungen. Herausgeber und Autoren dieses Werkes haben große Sorgfalt darauf verwendet, dass die in diesem Werk gemachten therapeutischen Angaben (insbesondere hinsichtlich Indikation, Dosierung und unerwünschten Wirkungen) dem derzeitigen Wissensstand entsprechen. Das entbindet den Nutzer dieses Werkes aber nicht von der Verpflichtung, anhand der Beipackzettel zu verschreibender Präparate zu überprüfen, ob die dort gemachten Angaben von denen in diesem Buch abweichen und seine Verordnung in eigener Verantwortung zu treffen.

Wie allgemein üblich wurden Warenzeichen bzw. Namen (z. B. bei Pharmapräparaten) nicht besonders gekennzeichnet.

Bibliografische Information der Deutschen Nationalbibliothek
Die Deutsche Nationalbibliothek verzeichnet diese Publikation in der Deutschen Nationalbibliografie; detaillierte bibliografische Daten sind im Internet unter http://dnb.d-nb.de abrufbar.

1. Auflage 2007

Der Urban & Fischer Verlag ist ein Imprint der Elsevier GmbH.

07 08 09 10 11 5 4 3 2 1

In Sinne einer besseren Lesbarkeit wird in der vorliegenden Arbeit auf die durchgängige Verwendung der femininen und maskulinen Schreibweise verzichtet. Größtenteils findet nur eine der Formen oder ein neutraler Begriff Verwendung, doch sind stets beide Geschlechter gemeint.

Lektorat: Martina Lauster, München
Herstellung: Kerstin Wilk, München
Satz: Kösel, Krugzell
Druck und Bindung: Lego Print S. p. A., Lavis
Umschlaggestaltung: SpieszDesign, Büro für Gestaltung, Neu-Ulm
Titelfotografie: Hans-Jürgen Wiedl, Berlin
Gedruckt auf 110 g Tauro offset

Printed in Italy
ISBN-13: 978-3-437-27625-5
ISBN-10: 3-437-27625-5

Inhaltsverzeichnis

Vorwort

Die Zeiten ändern sich ...

und damit auch die Bedingungen, unter denen Menschen leben und arbeiten. Mit den soziodemografischen Veränderungen wandeln sich Lebenslagen und Bedürfnisse und somit auch die Anforderungen an die professionelle Pflege.

Dies hat das neue Krankenpflegegesetz und seine Ausbildungs- und Prüfungsverordnung abgebildet und damit nicht nur auf Veränderungen reagiert, sondern dem Pflegeberuf neue Chancen erschlossen. Neben der vorwiegend stationären Versorgung mit kurativem Schwerpunkt sind nun auch der ambulante Bereich, die Kinder- und Altenpflege, Prävention, Rehabilitation und Gesundheitsfürsorge ausdrücklich als berufliche Handlungsfelder benannt worden. Erstmalig werden auch die Zusammenarbeit in Gruppen und Teams, die Entwicklung und Umsetzung von Rehabilitationskonzepten, die Berücksichtigung wissenschaftlicher Grundlagen und die Orientierung an qualitativen Standards sowie die Reflexion der eigenen beruflichen Realität explizit als Ausbildungsziele genannt. Um diesem veränderten Berufsverständnis zu genügen, muss sich die Ausbildung selbst verändern.

Die Reihe „Werkstattbücher" nimmt diese Veränderungen auf und zeigt praxisnah und verständlich, wie auf der Grundlage dieser gesetzlichen Vorgaben Unterricht gestaltet werden kann. Dazu analysiert sie jeden einzelnen der 12 Themenbereiche in einem eigenen Band. Jedes Buch schlüsselt auf, welche Prinzipien und Inhalte im Themenbereich enthalten sind und zeigt die Relevanz dieser Inhalte sowohl für das pflegerische Handlungsfeld als auch für die Ausbildung. Der weitere didaktische Konstruktionsprozess wird kleinschrittig dargestellt und mündet in konkrete Lernsituationen, die als Anregungen zur Gestaltung des eigenen Unterrichts, zur Initiierung von Selbstlernprozessen und zur Auswertung genutzt werden können.

Damit leisten die „Werkstattbücher" zweierlei: Sie zeigen die Veränderungen und Implikationen und entwickeln daraus handlungsorientierte Lernsituationen und Module, die ein verändertes Lehrer- und Schülerverhältnis widerspiegeln.

Als Autorinnen und Autoren konnten kompetente Expertinnen und Experten gewonnen werden, die sich u. a. mit dem Lernfeldansatz, der Entwicklung von Curricula und deren Evaluation, der Umsetzung von Qualitäts- oder Rehabilitationskonzepten, dem Thema Lernortkooperation oder der Pflege von Migranten praktisch und wissenschaftlich auseinandergesetzt haben.

Der vorliegende Band behandelt den Themenbereich 3:

Unterstützung, Anleitung und Beratung in gesundheits- und pflegerelevanten Fragen fachkundig gewährleisten.

Die Autoren schildern verschiedene Ansätze der Anleitung und Beratung und stellen ihren eigens entwickelten systemisch-konstruktivistischen Beratungsansatz vor. Sie erläutern die in der Pflege erforderlichen Rahmenbedingungen und beschreiben Methoden und Techniken. Aus der Analyse der beruflichen Handlungsarten und der erforderlichen Kompetenzen entwickeln sie ein Basisseminar zur Anleitung und zur Beratung; in einer weiteren didaktischen Einheit wird das Entlassungsmanagement in der Pflege mit Hilfe des problemorientierten Lernens (POL) thematisiert. Vorschläge zur Lernortkooperation und Evaluation des Lernerfolges und Überlegungen zur Prüfungsgestaltung runden das Buch ab.

Angelika Warmbrunn
Münster, im Juli 2006

Die Autorin Sonja Hummel-Gaatz ist Diplom Pflegepädagogin (Humboldt-Universität Berlin) und Krankenschwester. Sie arbeitet als Honorardozentin in der Aus-, Fort- und Weiterbildung von Pflegeberufen und als freiberufliche redaktionelle Mitarbeiterin für Pflegelehrbücher.

Der Autor Axel Doll ist Diplom Pflegepädagoge (Humboldt-Universität Berlin), Fachkrankenpfleger für Onkologie und Kommunikations- und Verhaltenstrainer. Er arbeitet als Dozent in der Aus-, Fort- und Weiterbildung von Gesundheitsberufen an der Wannseeschule e.V. in Berlin.

Beide Autoren forschten und recherchierten im Rahmen ihrer Diplomarbeit zu „Beratung in der Pflege“ und geben Beratungsseminare für Gesundheitsberufe.

1 Einführung in den Themenbereich

Beratung und Anleitung von Patienten und Angehörigen durch Pflegekräfte sind im Rahmen der Professionalisierungsdebatte der Gesundheitsberufe zu einem zentralen Thema geworden. Die gesetzliche Erweiterung der Aufgaben der Pflege und die politischen, ökonomischen und strukturellen Entwicklungen im Gesundheitswesen bewirken, dass neben pflegepraktischen Tätigkeiten auch pädagogisches und ermutigendes Handeln der Pflegenden immer mehr an Bedeutung gewinnt. Sowohl die Wissensvermittlung als auch das Trainieren von Handlungskompetenzen zur Förderung der Selbstständigkeit von Patienten und Angehörigen wird von Patienten, Angehörigen und Vertretern der Gesundheitsversorgung gleichermaßen gefordert. Beratungshandeln und die Fähigkeit zum planvollen Anleiten sind weder angeborene Persönlichkeitseigenschaften noch beiläufige und zufällig erworbene Fertigkeiten. Vielmehr sind sie als erlernbare pflegerische Handlungskompetenzen anzusehen. Wie diese in der Ausbildung angebahnt und entwickelt werden können, wird in diesem Werkstattbuch aufgezeigt.

1.1 Rechtliche Rahmenbedingungen

1.1.1 Krankenpflegegesetz und Ausbildungs- und Prüfungsverordnung

Durch die Vorgaben des **Krankenpflegegesetzes** vom 16. Juli 2003 sowie der **Ausbildungs- und Prüfungsverordnung** vom 10. November 2003 werden neue Anforderungen an die Ausbildung in der Gesundheits- und Krankenpflege gestellt. Im § 3 Absatz 2 des Krankenpflegegesetzes werden erstmals eigenständige Aufgaben der Pflege festgelegt. Demnach soll die Ausbildung für die Pflege dazu befähigen, Patientinnen und Patienten und ihre Bezugspersonen in der individuellen Auseinandersetzung mit Gesundheit und Krankheit zu unterstützen, zu beraten und anzuleiten. Damit sind diese Handlungsfelder erstmals explizit gesetzlich verankert, und es kommt diesem Thema ein besonderer und innovativer Stellenwert in der Ausbildung zu. Um die gesetzlich definierte eigenverantwortliche Aufgabe professionell auszufüllen, gibt es einen dafür speziell zugewiesenen Themenbereich. Dieser Themenbereich 3 legt folgende differenzierte Ziele fest.

> Themenbereich 3: „Unterstützung, Beratung und Anleitung in gesundheits- und pflegerelevanten Fragen fachkundig gewährleisten".
>
> Die Schülerinnen und Schüler sind zu befähigen,
> - Pflegebedürftige aller Altersgruppen bei der Bewältigung vital oder existentiell bedrohlicher Situationen, die aus Krankheit, Unfall, Behinderung oder im Zusammenhang mit Lebens- und Entwicklungsphasen entstehen, zu unterstützen,

- zu Maßnahmen der Gesundheitsfürsorge, zur Erhaltung, Förderung und Wiederherstellung von Gesundheit anzuregen und hierfür angemessene Hilfen und Begleitung anzubieten,
- Angehörige und Bezugspersonen zu beraten, anzuleiten und in das Pflegehandeln zu integrieren,
- die Überleitung von Patientinnen oder Patienten in andere Einrichtungen oder Bereiche in Zusammenarbeit mit anderen Berufsgruppen kompetent durchzuführen sowie die Beratung für Patientinnen und Patienten und Angehörige oder Bezugpersonen in diesem Zusammenhang sicherzustellen (KrPflG, Anlage 1 zu § 1 Abs. 1).

Die besondere Bedeutung der Pflegeinterventionen „Unterstützen, Anleiten, Beraten" wird zusätzlich dadurch unterstrichen, dass der Themenbereich 3 in der Ausbildungs- und Prüfungsverordnung (§ 14 KrPflAPrV) zum *Prüfungsgegenstand* des praktischen und mündlichen Teils der Prüfung erklärt wurde. Für die Ausbildung ergibt sich hieraus die Konsequenz, dass die Lernenden mit besonderer Sorgfalt auf diesen neu definierten Aufgabenbereich vorbereitet werden müssen. In der theoretischen und praktischen Ausbildung wird diesem Themenbereich deshalb ein entsprechend großer Raum zugewiesen (☞ Kapitel 3.5 und 5)

Das neue Krankenpflegegesetz und die Ausbildungs- und Prüfungsverordnung zeichnen sich insgesamt durch wichtige Neuerungen aus, die sowohl auf ein verändertes Pflegeverständnis mit erweitertem Aufgabenprofil reagiert, als auch dieses initiiert. Dazu zählen die *Wissenschaftsorientierung* mit einer deutlichen Betonung der Pflegewissenschaft sowie eine Anhebung der Stundenzahl für die Sozialwissenschaften. Die neue Wissenschaftsorientierung wirkt sich auch auf den Themenbereich 3 aus. Beratung und Anleitung werden nicht mehr als rein medizinische Instruktion angesehen, sondern als eine komplexe patientenorientierte Interaktion auf der Basis sozialwissenschaftlicher und pflegewissenschaftlicher Erkenntnisse. Psychologische Denkmodelle werden nicht nur reproduziert, sondern gezielt mit pflegewissenschaftlich fundiertem Pflegehandeln verknüpft.

Das neue Krankenpflegegesetz löst sich von reiner Wissensvermittlung – Wissen ist nicht gleich Können – und fokussiert das *Entwickeln von Handlungskompetenzen.* Diese stehen im Zentrum aller Bildungsaktivitäten. Dadurch verändern sich die Lernzugänge enorm. Statt **über** Beratung und Beratungstheorien bzw. Anleitungskonzepte theoretisch zu reden, eignen sich die Auszubildenden Beratung und Anleitung als Handlungskompetenz an. Sie machen sie sich also zu Eigen, üben und vertiefen sie.

Das neue Krankenpflegegesetz und die Ausbildungs- und Prüfungsverordnung weisen explizit darauf hin, dass Pflege und, bezogen auf den Themenbereich 3, Beratung und Anleitung sich auf *alle Lebenssituationen und Lebensphasen* erstrecken. Sie sind in allen beruflichen Feldern (stationär, ambulant, kurativ, palliativ, rehabilitativ, präventiv) von Bedeutung. Deshalb sollte in der Ausbildung stets das ganze Spektrum pflegerischen Handelns einbezogen werden. Hauptfokus der Pflege in allen Sektoren und Settings ist die Erhaltung und Wiederherstellung der Selbstständigkeit und Lebensqualität. Er bezieht sich gleichermaßen auf physische, psychische, soziale und spirituelle Bedürfnisse. Pflegehandeln ist somit eine Kombination aus leibnahen, sozialen, pädagogischen und psychologischen Interventionen. Dies wird im Rahmen von Anleiten und Beraten besonders deutlich.

1.1.2 Richtlinien der Bundesländer

In den Rahmenlehrplänen der einzelnen Bundesländer werden auf der Basis der gesetzlichen Vorgaben verbindliche Ausführungsbestimmungen für die Ausbildungen festgelegt. Die folgende Übersicht zeigt Inhalte und Stundenempfehlungen der Rahmenlehrpläne von den Bundesländern Nordrhein-Westfalen, Rheinland-Pfalz und Thüringen. Diese Lehrpläne wurden exemplarisch ausgewählt, da hiermit das breite Inhaltsspektrum der Rahmenlehrpläne zu dem Themenbereich „Unterstützung, Beratung und Anleitung in gesundheits- und pflegerelevanten Fragen fachkundig gewährleisten" aufgezeigt werden kann.

Inhalte ausgewählter Rahmenlehrpläne mit Stundenzuordnung

In allen drei analysierten Bundesländern steht zu Beginn des Themenbereiches 3 eine Lernsequenz zu den **Grundlagen der Gesprächsführung und Kommunikation.** Bei den aufgeführten Themen gibt es teilweise Überschneidungen, aber auch Unterschiede, wobei Nordrhein-Westfalen und Rheinland-Pfalz die größten Ähnlichkeiten aufweisen. In diesen beiden Rahmenlehrplänen beziehen sich die Unterpunkte inhaltlich strukturiert auf die Themen **Beratung und Anleitung,** in Thüringen werden Beratung und Anleitung hingegen unter Gesprächsformen aufgeführt. Einen großen Anteil an Stunden nehmen dort Themen ein, die der Psychologie zugeordnet werden. Diese Themen stehen zwar in einem Zusammenhang mit dem Thema Kommunikation und Gesprächsführung, Anleitung und Beratung, der Zusammenhang wird aber in den beiden erst genannten Lehrplänen sehr viel deutlicher. Dies lässt auf eine unterschiedliche Herangehensweise an die Thematik schließen. Ein weiterer Unterschied besteht darin, dass in den Rahmenlehrplan von Rheinland-Pfalz das Thema Schulung integriert wird (☞ Tab. 1.1).

Nordrhein-Westfalen	Rheinland-Pfalz	Thüringen
Lerneinheit I.19: „Gespräche führen" (24 Std. Sozialwissenschaften) • Kernaussagen zur Kommunikation und Interaktion, Kommunikationstheorien und Kommunikationsmodelle, z. B. nach Schulz von Thun • Alltagsgespräche und professionelle Gespräche im Vergleich • Kommunikationshemmende und -fördernde Verhaltensweisen • Die Haltung der Sprechenden:	**Lernmodul 1: „Mit der Pflegeausbildung beginnen"** • Grundlagen der und Funktionen von Kommunikation • Gespräche, Informationsaustausch und -weitergabe als Basis von Kooperation und Koordination im Gesundheitswesen • Gespräche im Pflegeteam; Gespräche im interdisziplinären Team • Anlässe und Gesprächsarten • Elemente und Grundstruktur	**3.1 LFA: „Grundlagen zur Unterstützung, Beratung und Anleitung"** *Theoretischer Unterricht (ca. 12 Std. Pflege, 56 Std. Psychologie)* • Rollenerwartungen (von Seiten der hilfebedürftigen Menschen/ der Pflegeperson/des therapeutischen Teams) • Beobachtung von Kommunikation und Interaktion (Wahrnehmung von verbaler und nonverbaler Kommunikation/ Sprache/Körpersprache/

Tab. 1.1: Rahmenlehrplananalyse Teil I.

Nordrhein-Westfalen	Rheinland-Pfalz	Thüringen
äußere Haltung (Körpersprache, Sprache, Sprachverhalten) und innere Haltung (Einstellungen, Vorstellungen, Gefühle) • Zuhören, Verstehen, Fragen • Gesprächsanlässe und Gesprächsformen, z. B. Information, Beratung, Verrichtung begleitendes Gespräch • Der Gesprächsablauf (Einleitung, Hauptteil, Abschluss), formale Gestaltung des Gesprächsverlaufs • Rahmenbedingungen, Strukturierung des Gesprächsverlaufs • Übungen zur Gesprächsführung: das informierende Gespräch, das Problemgespräch **Lerneinheit I.20: „Beraten und Anleiten" (24 Std. Sozialwissenschaften)** • Die Rolle des/der Beratenden und des/der Zu-Beratenden • Verschiedene Ansätze und Konzepte der Beratung, z. B. direktive bzw. non-direktive Beratung nach C. Rogers • Der Prozessablauf einer Beratung • Didaktik der Anleitung • Anleitungsziele setzen, formulieren und überprüfen • Anleitungsinhalte auswählen und verständlich vermitteln • Zeitpunkt und Ort von Anleitung und Beratung bestimmen • Beratungs- und Anleitungsübungen anhand von Beispielen aus der Pflegepraxis	medizinisch-pflegerischer Fachsprache **Lernmodul 4c: „Pflegebedürftige Menschen aller Altersgruppen, Angehörige und Bezugspersonen im Zusammenhang mit der Gesundheitsvorsorge in Bezug auf die Atmung und die Kreislaufregulation schulen, anleiten und beraten (Teil II)"** • Schulen, Anleiten und Beraten als Basisqualifikationen von Pflegepersonen verstehen (14 Std.) • Lern- und Motivationstheorien, Compliance • Schulen, Anleiten und Beraten als Prozess: Erheben des Lernbedarfs, Festlegen von Lernzielen, Planen und Durchführen von Schulungen, Anleitungen und Beratungen • Evaluieren der Interventionen • Anforderungen an schulende, anleitende, beratende Personen und das Setting • Einsatz von und Umgang mit Hilfsmitteln und Medien **Ausgewählte Fallstudie mit dem Fokus „Schulen, Anleiten, Beraten eines pflegebedürftigen Menschen, seiner Angehörigen und Bezugspersonen im Zusammenhang mit der Gesundheitsvorsorge in Bezug auf die Atmung und die Kreislaufregulation" (16 Std.)** • Erheben des individuellen Lernbedarfs des pflegebedürftigen Menschen, seiner Angehörigen und Bezugspersonen • Festlegen individueller Lernziele • Auswählen, Durchführen und Auswerten individueller Schulungen, Anleitungen und Beratungen • Anfertigen einer individuellen Pflegeprozessdokumentation	Objektsprache und Raumsprache/-Distanzzonen) *Theoretischer Unterricht (ca. 36 Std.)* • Wahrnehmungsprozess • Individuelle und soziale Faktoren der Wahrnehmung • Organisation der Wahrnehmung • Fehler und Störungen in der Wahrnehmung • Bedeutung der Emotionen auf das Erleben • Hauptkomponenten der Emotion • Entstehung und Erklärungsansätze der Emotionen • Wechselwirkung von Emotionen und Kognition • ausgewählte Emotionen (Trauer bzw. depressive Verstimmung/Scham/Hilflosigkeit) • Bedeutung der Motivation • Modelle zur Entstehung von Motivationen • Lernbegriff • Lernformen (Klassisches/Operantes Konditionieren/Lernen am Modell/durch Einsicht) • Gedächtnis als Informationsverarbeitung • Stufen des Gedächtnisses • Beeinflussbarkeit der Gedächtniskapazität • Vergessen • Gegenstand der Persönlichkeitspsychologie und Persönlichkeitsbegriff • Persönlichkeitsmodelle (Galen/Sheldon/Esyenck/Freud/Rogers) • Grundlagen von Kommunikation und Interaktion • Axiome von Watzlawick • Kommunikationsmodell Schulz von Thun • Kommunikationsstörungen und ihre Ursachen • Metakommunikation • Gestaltung erfolgreicher Kommunikation

Tab. 1.1: *Fortsetzung*

Nordrhein-Westfalen	Rheinland-Pfalz	Thüringen
		• Gesprächsbedingungen (störende und fördernde Faktoren) • Gesprächsführung • Gesprächsformen (Informationsgespräch/Anleitungsgespräch/Beratungsgespräch/Partnerzentriertes Gespräch) *Praktischer Unterricht (ca. 20 Std.)* • Pflegemaßnahmen Informationsgespräch/Anleitungsgespräch/Beratungsgespräch/Partnerzentriertes Gespräch

Tab. 1.1: *Fortsetzung*

Eine Themeneinheit, die sich mit **Krankheitsverarbeitung, Krise und Sinnfragen** auseinandersetzt, finden sich in den Lehrplänen von Nordrhein-Westfalen und Thüringen wieder, in Rheinland-Pfalz dagegen fehlt diese Einheit komplett (☞ Tab. 1.2).

Nordrhein-Westfalen	Rheinland-Pfalz	Thüringen
Lerneinheit I.21: „Gespräche mit Pflegebedürftigen und Angehörigen führen" **(18 Std. Sozialwissenschaften)** • Überblick über Modelle und Konzepte der Krisenverarbeitung • Hoffnung und Trost spenden • Kontakt über körperliche Berührung herstellen • In Gesprächen über Krankheit, Leiden und Tod „einfach zuhören bzw. da sein" • Neue Wege für das Leben mit der Krankheit aufzeigen • Über Vorstellungen, Phantasien und Deutungen von Krankheit und Tod sprechen • Reflektieren, was PatientInnen (nicht) wissen wollen und müssen • Den richtigen Zeitpunkt und Ort für Krisengespräche auswählen	Keine Aussage	**3.3 LFA: „Bewältigungsstrategien in Krisensituationen"** *Theoretischer Unterricht* *(ca. 4 Std. Pflege)* • Sinnfragen und Sinnfindung im Leben • Krankheit und Sinn finden • Pflege als Begleitung in Krankheit und Krise • Krisengespräch • Möglichkeiten der Professionellen Begleitung • Einbeziehen von Angehörigen *Theoretischer Unterricht* *(ca. 8 Std. Psychologie)* • Krankheitsauseinandersetzung (Krankheit und Konflikt/Stadien des Krankheitsverhaltens/Einflussfaktoren auf das Krankheitsverhalten/Coping/Abwehrmechanismen/Auseinandersetzung der Angehörigen mit der Krankheit/Compliance)

Tab. 1.2: Rahmenlehrplananalyse Teil II.

In allen drei Rahmenlehrplänen werden **exemplarisch pflegerische Themen** vorgeschlagen bzw. festgelegt, anhand derer Beratungs- und Anleitungsgespräche oder -sequenzen von den Lernenden im Unterricht geübt werden sollen. Die vorgeschlagenen Themen innerhalb der Lehrpläne unterscheiden sich dabei in der inhaltlichen Zuordnung und qualitativen Vorgabe voneinander. Im Rahmenlehrplan von Nordrhein-Westfalen werden insgesamt neun pflegerische Themenschwerpunkte, im Lehrplan von Rheinland-Pfalz zwölf und von Thüringen insgesamt fünf verschiedene pflegerische Themen genannt. In Nordrhein-Westfalen wie auch in Thüringen wird in diesem Zusammenhang das Thema *„Schmerzbelastete Menschen pflegen“* vorgeschlagen. Der Rahmenlehrplan von Rheinland-Pfalz und Thüringen benennt die Themen *„Schwangere, Wöchnerinnen und Eltern mit Neu- und Frühgeborenen beraten“* sowie *„Menschen mit chronischen Erkrankungen pflegen“*. Es wird deutlich, dass es eine ganze Reihe exemplarischer Situationen in der Pflege gibt, die geeignet sind, Beratungsgespräche und Anleitungssequenzen von Patienten und ihren Bezugspersonen zu üben (☞ Tab. 1.3).

Nordrhein-Westfalen	Rheinland-Pfalz	Thüringen
Lerneinheit I.23: „Zu pflegeinhaltlichen Fragen beraten und anleiten" (24 Std. Pflege) Übungen zur Beratung und/oder Anleitung von Pflegebedürftigen und/oder Angehörigen zu ausgewählten Pflegethemen, beispielsweise: • zu den Lerneinheiten I.1 *„Haut und Körper pflegen"* und I.2 *„Mund und Zähne pflegen"*: Beratung zur Auswahl von Haut- und Körperpflegemitteln; Anleitung zur Körperpflege; Beratung zur Auswahl von Zahn- und Mundpflegemitteln; Anleitung zur Zahnputztechnik • zur Lerneinheit I.3 *„Sich bewegen"*: Anleitung zum Durchführen aktiver und passiver Bewegungsübungen • zur Lerneinheit I.5 *„Essen und Trinken"*: Beratung über gesundheitsfördernde Ernährung: Beratung über das Angebot und den Einsatz von Hilfsmitteln zum Essen und Trinken; Beratung über Sondenkost • zur Lerneinheit I.6 *„Ausscheiden"*: Beratung über Hilfsmittel für Inkontinente; Beratung/Anleitung zur Pflege eines Blasenverweilkatheters oder/und eines künstlichen Darmausganges • zur Lerneinheit I.7 *„Atmen"*: Anleitung zu ventilationsfördernden Lagerungen und/oder atemgymnastischen Übungen	**„Pflegebedürftige Menschen aller Altersgruppen, Angehörige und Bezugspersonen schulen, anleiten und beraten"** • im Zusammenhang mit der *Nahrungs- und Flüssigkeitsaufnahme* (Lernmodul 6c: 8 Std. Pflege) • im Zusammenhang mit der *Bewegung* (Lernmodul 10c: 2 Std. Pflege/2 Std. Biologie/2 Std. Sozialwissenschaften) • im Zusammenhang mit der *Verständigung* (Lernmodul 13c: 2 Std. Pflege/Std. Biologie/4 Std. Sozialwissenschaften) • im Zusammenhang mit dem *Schmerzmanagement* (Lernmodul 17c : 2 Std. Pflege/2 Std. Biologie/2 Std. Sozialwissenschaften/2 Std. Recht) • im Zusammenhang mit *rehabilitativen Maßnahmen* (Lernmodul 18c: 2 Std. Pflege/2 Std. Biologie/2 Std. Sozialwissenschaften/2 Std. Recht) • im Zusammenhang mit *chronischen Erkrankungen* (Lernmodul 27: 4 Std. Salutogenese/Krise) • im Zusammenhang mit *psychischen Erkrankungen* (Lernmodul 28: 4 Std. Psychoedukation) • im Zusammenhang mit *demenziellen Erkrankungen* (Lernmodul 29: 2 Std. Pflege) • im Zusammenhang mit *onkologischen Erkrankungen* (Lernmodul 30: 4 Std. Pflege)	**1.2.1 „Schwangere und Wöchnerinnen pflegen" (Pflege)** • Ausgewählte Aspekte der Beratung und Pflege in der normalen und gestörten Schwangerschaft • Ausgewählte Aspekte der Beratung und Wochenbettpflege • Ruhe, Schlaf, Ernährung, Hygiene, Brustpflege, Stilltechniken • Mastitisprophylaxe **1.2.2 „Neugeborene und kranke Kinder pflegen" (Pflege)** • Anleitung und Beratung zur Pflege des Neugeborenen • Beratung der Eltern und Einbeziehung der Eltern in die Versorgung **2.2.5 „Schmerzbelastete Menschen pflegen"** *Praktischer Unterricht (4 Std.)* • Möglichkeiten der Beratung und Anleitung von schmerzbelasteten Menschen und ihrer Angehörigen **2.2.6 „Chronisch kranke Menschen pflegen"** *Praktischer Unterricht (6 Std.)* • Möglichkeiten der Selbsthilfe und Beratung für chronisch kranke Menschen und ihre Angehörigen (in der exemplarischen Pflegesituation bei Patienten mit Multipler Sklerose)

Tab. 1.3: Rahmenlehrplananalyse Teil III.

Nordrhein-Westfalen	Rheinland-Pfalz	Thüringen
Weitere denkbare Teilsequenzen zu: • Lerneinheit I.13 *„Bei der Wundbehandlung assistieren"*: Anleitung zum Durchführen eines einfachen Verbandwechsels • Lerneinheit I.33 *„Schmerzbelastete Menschen pflegen"*: Beratung über schmerzlindernde Maßnahmen • Lerneinheit I.38 *„Sterbende Menschen pflegen"*: Beratung/Anleitung zur schonenden Pflege Sterbender	Falls nicht anders angegeben: *Ausgewählte Fallstudie* mit dem Fokus „Schulen, Anleiten und Beraten eines pflegebedürftigen Menschen, seiner Angehörigen und Bezugspersonen im Zusammenhang mit dem entsprechenden Schwerpunktthema: • Erheben des individuellen Lernbedarfs und Einschätzen der Selbstpflegekompetenz des pflegebedürftigen Menschen, seiner Angehörigen und Bezugspersonen • Festlegen individueller Lernziele • Auswählen, Durchführen und Auswerten individueller Schulungen, Anleitungen und Beratungen • Anfertigen einer individuellen Pflegeprozessdokumentation **Lernmodul 25: „Pflegebedürftige ältere Menschen, Angehörige und Bezugspersonen unterstützen, begleiten und beraten" (4 Std. Pflege)** • Ältere Menschen, Angehörige und Bezugspersonen schulen, anleiten und beraten (Schwerpunkte pflegerischer Beratung) **Lernmodul 20: „Schwangere und Wöchnerinnen, gesunde Neugeborene sowie Angehörige und Bezugspersonen unterstützen, begleiten und beraten"** • Beratungsgespräch bei Erstgebärenden **Lernmodul 24: „Frühgeborene und ihre Eltern unterstützen, begleiten und beraten" (2 Std. Pflege)** • Eltern von zu früh geborenen Kindern schulen, anleiten und beraten (Schwerpunkte pflegerischer Beratung)	**2.3.6 „Pflege von Menschen mit Erkrankungen des Verdauungssystems"** *Praktischer Unterricht (10 Std.)* • Anleitung und Beratung von Stomapatienten

Tab. 1.3: *Fortsetzung*

Allen drei Lehrplänen ist gemeinsam, dass im Themenbereich 3 die **Überleitung** von einer Einrichtung in eine andere oder in andere Bereiche bzw. die **Entlassung des Patienten** inhaltlich im Unterricht bearbeitet werden soll. In dieser Einheit gibt es die größten Gemeinsamkeiten zwischen den drei Rahmenlehrplänen (☞ Tab. 1.4).

Nordrhein-Westfalen	Rheinland-Pfalz	Thüringen
Lerneinheit I.29: „Die Pflegebedürftigen aufnehmen, verlegen und entlassen" (16 Std. Pflege) Einfühlung/Reflexion: Die Einweisung in ein Krankenhaus oder Pflegeheim • Das Aufnahmegespräch • Formulare, Akten, Berichtsvordrucke zur Aufnahme, Verlegung, Entlassung • Ausfüllen der Formulare, Dokumentieren in Akten/Berichten (evtl. mit Übungen) • Organisation und Koordination der Überleitungspflege: a) der Überleitung von der ambulanten in die stationäre Pflege und b) der Überleitung von der stationären in die ambulante Pflege	**Lernmodul 15a + Lernmodul 15b: „Pflegebedürftige Menschen aller Altersgruppen, Angehörige und Bezugspersonen von der Aufnahme bis zur Entlassung begleiten und die Überleitung in andere Versorgungsstrukturen gestalten" (34 Std.)** Die Aufnahme der pflegerischen Beziehung gestalten • Pflegerisches Erstgespräch/Aufnahmegespräch: Strukturelle und organisatorische Rahmenbedingungen, Situation/Erwartungen pflegebedürftiger Menschen, Rolle des Erstgesprächs im Rahmen des Pflegeprozesses • Planung von und Anforderungen an/Bedingungen für gelungene Aufnahmegespräche • Einbezug von Angehörigen und Bezugspersonen • Organisatorische und administrative Aspekte bei der Aufnahme eines pflegebedürftigen Menschen • Pflegetheorien von V. Henderson, N. Roper et al., M. Krohwinkel Die pflegerische Beziehung gestalten • Anspruch und Erwartungen pflegebedürftiger Menschen/der Lernenden selbst an berufliches Handeln von Pflegepersonen • Gespräche mit pflegebedürftigen Menschen, ihren Angehörigen und Bezugspersonen im Rahmen des Pflegeprozesses (Information/Einbezug) • Aspekte der Patientenorientierung/des „Für jemanden Sorge tragen" (caring) Die pflegerische Beziehung beenden • Pflegerisches Entlassungsgespräch: Strukturelle und organisatorische Rahmenbedingungen, Situation/Erwartungen pflegebedürftiger	**3.4 LFA: „Überleitung von Patienten in andere Einrichtungen und Bereiche" Pflege (ca. 6 Std.)** • Überleitungspflege • Pflegeanamnese: Erstgespräch, Assessmentinstrumente • Kommunikation, Koordination und Kooperation im Zusammenhang mit Aufnahme, Verlegung und Entlassung von Patienten • Vor- und nachstationäre Betreuung

Tab. 1.4: Rahmenlehrplananalyse Teil IV.

Nordrhein-Westfalen	Rheinland-Pfalz	Thüringen
	Menschen, Rolle des Entlassungsgesprächs im Rahmen des Pflegeprozesses • Planung von und Anforderungen an/Bedingungen für gelungene Entlassungsgespräche • Einbezug von Angehörigen und Bezugspersonen • Organisatorische und administrative Aspekte bei der Entlassung eines pflegebedürftigen Menschen Pflegebedürftige Menschen in andere pflegerische Versorgungsstrukturen überleiten • Pflegeüberleitungskonzepte: Strukturelle und organisatorische Rahmenbedingungen, Situation/Erwartungen pflegebedürftiger Menschen • Planung von und Anforderungen an/Bedingungen für eine gelungene Pflegeüberleitung • Einbezug von Angehörigen und Bezugspersonen • Organisatorische und administrative Aspekte bei der Überleitung eines pflegebedürftigen Menschen • Zusammenarbeit mit Pflegepersonen aus anderen Abteilungen oder Einrichtungen und mit anderen Berufsgruppen **Lernmodul 15b: Fallbezug (8 Std.)** Ausgewählte Fallstudie mit dem Fokus „Überleitung eines pflegebedürftigen Menschen, seiner Angehörigen und Bezugspersonen aus der stationären in die ambulante Versorgung" • Erkennen, Erfassen und Bewerten der individuellen Situation des pflegebedürftigen Menschen • Entwickeln, Durchführen und Auswerten einer geeigneten Strategie zur Problemlösung	

Tab. 1.4: *Fortsetzung*

Das Thema **Gesundheitsvorsorge** findet sich in den Rahmenlehrplänen von Rheinland-Pfalz und Thüringen wieder. Auffällig ist aber, dass die inhaltliche Ausgestaltung sehr stark voneinander abweicht. In Rheinland-Pfalz wird schwerpunktmäßig auf Gesundheitsförderung und Prävention eingegangen, in Thüringen hingegen auf Hygiene, Gesundheit und Krankheit und Grundlagen der Sozialmedizin. In Nordrhein-Westfalen wird es dem Themenbereich 11 „Auf die Entwicklung des Pflegeberufs im gesellschaftlichen Kontext Einfluss nehmen" (☞ König, 2006) des Krankenpflegegesetzes zugeordnet (☞ Tab. 1.5).

Nordrhein-Westfalen	Rheinland-Pfalz	Thüringen
Lerneinheit III.9: „Gesundheitsförderung und Prävention" wird mit 16 Std. (Pflege) dem Themenbereich 11 „Auf die Entwicklung des Pflegeberufs im gesellschaftlichen Kontext Einfluss nehmen" zugeordnet.	**Lernmodul 4c: „Pflegebedürftige Menschen aller Altersgruppen, Angehörige und Bezugspersonen im Zusammenhang mit der Gesundheitsvorsorge in Bezug auf die Atmung und die Kreislaufregulation schulen, anleiten und beraten (Teil I)"** Im Rahmen der pflegerischen Berufsausübung Gesundheit fördern und präventiv handeln • Präventionsansätze, Ziele, Zielgruppen und Maßnahmen der Gesundheitsförderung und Prävention • Gesetzliche Grundlagen • Aktionen und Programme zur Gesundheitsförderung verschiedener Organisationen und Verbände • Dimensionen, Möglichkeiten und Grenzen der Prävention • Gesundheitsförderndes und präventives Handeln im Rahmen der pflegerischen Berufsausübung	**3.2 LFA: „Anleitung zur Gesundheitsvorsorge"** *Praktischer Unterricht (4 Std.)* • Gestaltung von Anleitung in ausgewählten Pflegesituationen (Individualhygiene/Psychohygiene/Gesunde Ernährung) *Hygiene (ca. 10 Std.)* • Ableitung des Begriffs Hygiene (Definition/Gesundheit/Hygiene) • Gesundheit und Lebensalter und ihre Wechselbeziehung • Individualhygiene • Psychohygiene • Gefährdung durch Sucht • Aspekte der Wohnhygiene *Allgemeine Krankheitslehre (ca. 3 Std.)* • Gesundheit und Krankheit als Grundbegriffe der medizinischen Wissenschaft • Krankheitszeichen (Subjektive und objektive Symptome/Leitsymptome/Syndrom) *Sozialmedizin (ca. 7 Std.)* • Medizinsoziologie, Sozialmedizin: Gegenstand und Grundannahmen • Begriffe (Morbidität/Mortalität/Letalität/Inzidenz/Prävalenz) • Soziologisches und sozioökonomisches Krankheitsmodell • Bevölkerungsstruktur und -entwicklung

Tab. 1.5: Rahmenlehrplananalyse Teil V.

Die exemplarische Darstellung der Inhalte der Rahmenlehrpläne von Nordrhein-Westfalen, Rheinland-Pfalz und Thüringen zeigt auf, dass in den unterschiedlichen Bundesländern der Themenbereich 3 des Krankenpflegegesetzes sowohl Gemeinsamkeiten als auch Unterschiede aufweist. Drei übergeordnete Überschneidungen finden sich bei den Themen:

- Grundlagen der Kommunikation
- Beratung und Anleitung
- Überleitung von Patienten in eine andere Versorgungsstruktur.

Die Verteilung der Gesamtstundenzahl weist keine allzu starke Abweichung voneinander auf. So fallen in Nordrhein-Westfalen 106 Stunden auf den Themenbereich 3, in Rheinland-Pfalz sind es ungefähr 120 Stunden und in Thüringen 110 Stunden, wovon 24 Stunden für den praktischen Unterricht veranschlagt sind.

Aus der Analyse des Krankenpflegegesetzes, der Ausbildungs- und Prüfungsverordnung und den exemplarischen Rahmenlehrplänen ergibt sich für dieses Werkstattbuch folgende **Schwerpunktsetzung:**

- Zentrale Basis des Themenbereichs 3 sind die **Grundlagen der Kommunikation;** da dieser Themenkomplex in den meisten Pflegeschulen gut etabliert und didaktisch in der Literatur bereits umfangreich aufbereitet ist, wird er in diesem Werkstattbuch nicht in aller Ausführlichkeit ausgearbeitet werden. Zur Unterrichtsvorbereitung werden konkrete Literaturvorschläge gemacht (☞ Kapitel 7; Belling, 2006).
- In diesem Werkstattbuch werden schwerpunktmäßig die Themen **Anleitung und Beratung** inhaltlich (☞ Kapitel 2) und didaktisch (☞ Kapitel 3, 4.1) bearbeitet, da es zu diesen Teilhandlungsfeldern noch wenig ausführliche und komprimierte Darstellungen in der Pflegeliteratur gibt. Außerdem werden Anregungen zur Erhebung des Lernstandes (☞ Kapitel 5) gegeben.
- Zum Schwerpunkt **„Überleitung von Patienten"** werden didaktisch-methodische Vorschläge erarbeitet (☞ Kapitel 4.2); für die weitere inhaltliche Erarbeitung jedoch auf Fachliteratur verwiesen.
- Das Thema Gesundheitsförderung wird im Rahmen dieses Werkstattbuches nicht vertieft behandelt, da es den Rahmen des Buches sprengen würde.

1.2 Bedeutung des Themenbereiches

Veränderungen des Aufgabenprofils der Pflege

Das deutsche **Gesundheitssystem** befindet sich in einem Prozess einschneidender Umbrüche, die auch vor der Pflege nicht Halt machen. Gesellschaftspolitisch wird schon seit einigen Jahren versucht, auf eine veränderte Stellung des Patienten hinzuwirken. So wird im Zusammenhang mit der Gesundheitsreform 2000 auf politischer Ebene eine Stärkung der Position des Patienten diskutiert. In den Eckpunkten zur Gesundheitsreform 2000 wird angemerkt, dass das deutsche Gesundheitssystem den Patienten zu einseitig als Objekt der Fürsorge sehe; im Gegensatz dazu solle aber angestrebt werden, ihn aktiv an der an seinen Interessen ausgerichteten Gestaltung des Leistungsgeschehen zu beteiligen. Damit wird ihm ein hohes Maß an Selbstverantwortung zugebilligt, aber auch abverlangt. Diese Forderung wird noch verschärft durch die angestrebte Verkürzung der Krankenhausverweildauer, die aus dem Reform- und Kostendruck des Gesundheitswesens und in Folge dessen aus der Einführung des neuen Abrechnungssystems mit Diagnosis Related Groups (DRGs) resultiert

(Müller-Mundt, 2000). Auch durch den Wandel des Krankheitsspektrums hin zur Dominanz chronischer Erkrankungen liegt der Fokus nicht mehr nur auf der Heilung von Krankheiten. Patienten bedürfen vielmehr auch der Hilfe, ihren veränderten Gesundheitszustand in ihren Alltag zu integrieren.

Um Patienten auf diese veränderten Anforderungen vorzubereiten, bedürfen sie der Unterstützung der professionell Tätigen im Gesundheitswesen. Pflegekräfte nehmen dabei eine *Schlüsselrolle* ein, da sie eine besondere Alltagsnähe zu den Patienten haben und im Vergleich zu Angehörigen anderer Gesundheitsfachberufe relativ viel Zeit mit ihnen verbringen.

Um der Forderung nach Übernahme von Verantwortung für die eigene Gesundheit nachzukommen, braucht der Patient Kenntnisse über die Erhaltung und Wiedererlangung seiner Gesundheit. Des Weiteren braucht er Wissen über seine Krankheit und deren Therapie sowie Fähigkeiten und Motivation zu Verhaltensänderungen und die Fertigkeiten, um mit krankheitsbedingten Veränderungen umzugehen. Dadurch gehört es für die Pflege immer deutlicher zu ihrem Aufgabenspektrum, einerseits Patienten und deren Bezugspersonen (Familie, Partner, Freunde, Nachbarn, Betreuer) aktiv in den stationären Behandlungs- und Pflegeprozess einzubeziehen und andererseits vorausschauend und professionell auf die Entlassung und die potentiellen Probleme im häuslichen Umfeld vorzubereiten (Koch-Straube, 2001).

Im Rahmen der *ambulanten Pflege* benötigen Patienten und ihre Bezugspersonen ebenfalls Unterstützung durch Pflegekräfte, um die häusliche Versorgung so optimal wie möglich zu gestalten und um die Betroffenen durch Beratungsangebote in der Bewältigung der veränderten Lebenssituation zu unterstützen. Dadurch lässt sich weitest möglich einer Rehospitalisierung der Patienten und einer Überlastung der pflegenden Angehörigen vorbeugen.

Diesem Aufgabenprofil werden Pflegekräfte nur gerecht, wenn sie ihrerseits die dafür notwendigen Kompetenzen entwickeln. Das WHO-Regionalkomitee für Europa verabschiedete die Proklamation „Gesundheit21", worin folgendes gefordert wird: *Bis zum Jahr 2010 sollten alle Mitgliedstaaten dafür Sorge tragen, dass sich Fachkräfte im Gesundheitswesen und in anderen Sektoren die zum Schutz und zur Förderung der Gesundheit erforderlicher Kenntnisse, Einstellungen und Kompetenzen aneignen (WHO, 1998).*

Berufspolitische Zusammenhänge

Berufspolitisch wird dieser Forderung im Zusammenhang mit der Pflege in aktuellen Gesetzesnovellierungen (Altenpflegegesetz 2003, Krankenpflegegesetz 2004) Rechnung getragen. Wie schon erwähnt, werden in der Ausbildungs- und Prüfungsverordnung zum aktuellen Krankenpflegegesetz erstmals Unterstützung, Beratung und Anleitung von Pflegebedürftigen und ihren Bezugspersonen explizit als Ausbildungsinhalt vorgeschrieben.

Eine große Schwierigkeit besteht darin, dass es für die Begriffe Unterstützung, Beratung und Anleitung bisher kein einheitliches Verständnis innerhalb der Pflege gibt.

Erst seit relativ kurzer Zeit findet in der Pflege eine Diskussion zu diesem Themenbereich statt, in der versucht wird, diese *pädagogischen Pflegeinterventionen* zu definieren und als Handlungsfeld für die Pflege zu beschreiben. Folgende Beispiele verdeutlichen dies:

- Mit der **Gesundheitsreform 2000** wurde ein Gesetz (§ 65b SGB V) geschaffen, das die Spitzenverbände der Krankenkassen dazu verpflichtet, Modellprojekte zu initiieren und zu fördern, die es zur Aufgabe haben, Patienten und Angehörige als unabhängige Institutionen zu beraten und zu informieren. Insgesamt wurden seit Juni 2001 dreißig verschiedene Projekte in die Förderung aufgenommen und wissenschaftlich begleitet.
- Mit Einführung der **Pflegeversicherung** ist gesetzlich festgeschrieben, dass pflegende Angehörige ein Recht, aber auch die Pflicht haben, einmal pro Jahr von professioneller Seite eine Pflegeberatung zu erhalten (§ 37 Abs.3 SGB XI). Auf der einen Seite bietet diese Beratung eine Chance, die Angehörigen in ihren Aufgaben zu unterstützen, auf der anderen Seite haben die Berater eine ungute Doppelrolle, da dieses Gespräch eine Kontrollfunktion hat. Damit wird es Angehörigen unnötig schwer gemacht, wirkliche Probleme zu offenbaren.
- Beratung und Anleitung ist in fast allen **nationalen Expertenstandards** der Pflege (Deutsches Netzwerk für Qualitätsentwicklung in der Pflege: Schmerz- und Entlassungsmanagement, Sturzprävention und Kontinenzförderung) ein wesentliches Struktur-, Prozess- und Ergebniskriterium.

Dass Beratung und Anleitung meist sowohl ohne entsprechende qualifikatorische Basis als auch ohne reflektierte Haltung durchgeführt werden, resultiert häufig daraus, dass Pflegekräfte bisher auf diese Aufgaben nur unzureichend vorbereitet wurden (Knelange; Schieron, 2000). So zeigte sich bei der Evaluation der Implementierungsprojekte der Nationalen Expertenstandards, dass Pflegekräfte gerade bei der Umsetzung von Beratung und Anleitung in ihr alltägliches Pflegehandeln die meisten Probleme haben. Auch das Entlassungsmanagement wird trotz des verbindlichen Expertenstandards noch zu wenig in der Praxis umgesetzt.

An die Ausbildung werden von Seiten der Praxis hohe Erwartungen herangetragen. Die Pflegeausbildungsstudie Deutschland (PABiS) zeigt, dass 70–80% der Krankenhäuser erwarten, dass in neuen Handlungsfeldern der Pflege – wie Pflegeberatung, Pflegeüberleitung und Pflegeprävention – von den Auszubildenden nach der neuen Ausbildungs- und Prüfungsverordnung deutliche Qualitätsimpulse ausgehen werden. Ein Problem ist es dabei sicherlich, dass die für Beratung und Anleitung benötigten Handlungskompetenzen nur in einer guten Zusammenarbeit mit den Praxiseinrichtungen erworben werden können. Um hier einen Circulus vitiosus zu durchbrechen, sind Fortbildungsangebote für Praxisanleiter von großer Bedeutung.

Für die Schulen ist es umso bedeutungsvoller und notwendiger, ein besonderes Augenmerk darauf zu legen, dass die Lernenden Kompetenzen ausbilden, um die im Krankenpflegegesetz vorgeschriebenen Aufgaben ausführen zu können. Hierfür soll das vorliegende Werkstattbuch Pflegelehrern eine Hilfestellung bieten.

2 Inhaltliche Darstellung

Bei der Formulierung des Themenbereiches 3 „Unterstützung, Beratung und Anleitung in gesundheits- und pflegerelevanten Fragen fachkundig gewährleisten" und der Umsetzung der Inhalte in den Rahmenlehrplänen wird die Schwierigkeit deutlich, eine klar umrissene Begrifflichkeit zu verwenden, die pädagogische Interventionen von Pflegekräften beschreibt. Der Begriff „Unterstützung" ist so allgemein gehalten, dass im Grunde genommen jegliches pflegerisches Handeln darunter verstanden werden kann, so auch die Hilfe bei der Nahrungsaufnahme.

Mit dem Begriff *Patientenedukation* wurde von Abt-Zegelin (2000) der Versuch unternommen, die pädagogischen Aufgaben von Pflegekräften unter einem Oberbegriff zusammenzufassen. Sie versteht darunter Information, Schulung und Beratung von Betroffenen und Angehörigen. Andere Autoren sprechen in diesem Zusammenhang auch von *Unterweisung* und *Anleitung* (Ewers, 2001). Im Rahmenlehrplan von Rheinland-Pfalz taucht der Begriff *Schulung* auch immer wieder im Zusammenhang mit Beratung und Anleitung auf.

Unter einer Schulung kann ein didaktisch strukturierter und geplanter Unterricht in Gruppen verstanden werden. Der Patient bzw. sein Angehöriger hat ein Wissens- und Selbstpflegedefizit. Das Ziel ist es nun, durch psychomotorisches Fertigkeitstraining, kognitive Wissensvermittlung und affektive Auseinandersetzung mit seiner Situation diese Defizite zu verringern und ein gesundheitsförderndes Verhalten zu erlernen. Schulungen enthalten Elemente von Informationsvermittlung, Anleitung und Beratung.

2.1 Beratung

Beratung in der Pflege ist, wie in allen Professionen des Gesundheitsbereiches, ein nicht eindeutig geklärter und umrissener Begriff. Er wird häufig uneinheitlich gebraucht. Beratung im Gesundheitswesen wird oftmals gleichgesetzt mit Informationsvermittlung, Aufklärung oder „kleiner Therapie" eines Patienten, der ein überschaubares Problem hat. Im pflegerischen Zusammenhang werden ganz unterschiedliche Begriffe, wie Pflegeberatung, Beratungspflege, pflegerische Beratung, Patientenberatung, Beratung durch Pflegende bzw. Beratung in der Pflege, benutzt. In diesem Werkstattbuch wird der Begriff „Beratung in der Pflege" verwendet, da mit dieser Formulierung sowohl die Zielgruppe offen bleibt als auch verdeutlicht wird, dass Beratung in die Pflege integriert ist (und noch nicht wie Pflegeberatung von anderen Berufsgruppen z. B. Sozialarbeitern besetzt ist).

Beratung kann folgendermaßen definiert werden:
Beratung ist ein Beziehungsprozess zwischen Pflegekräften und Patienten bzw. seinen Bezugspersonen (Familienangehörige und/oder Freunde) mit dem Ziel, sie bei der Krankheits- und Krisenbewältigung zu unterstützen. Dies geschieht durch:
- **Unterstützen beim Bewältigen von Problemen**
- **Unterstützen beim Finden von Entscheidungen**
- **Fördern, Entdecken und Erhalten von Ressourcen**
- **Unterstützen beim Auseinandersetzen mit veränderten Lebensumständen und den daraus resultierenden Emotionen.**

2.1.1 Beratungskonzepte

Eigene **Beratungskonzepte** der Pflege im engeren Sinne liegen noch wenig und nur in Ansätzen vor (Huber, 2005; Mertin; Müller; Beier, 2005, Koch-Straube, 2001; Schneider, 2005, Hellige; Hüper, 2002, Doll; Hummel-Gaatz, 2006). Derzeit werden in unterschiedlichen Veröffentlichungen auf die Beratungstraditionen in Psychologie, Sozialarbeit und Pädagogik verwiesen. Fünf zentrale Beratungstraditionen verschiedener Bezugswissenschaften sind in einer Übersicht in Tabelle 2.1 zusammengestellt.

Tab. 2.1: Matrix der Beratungsansätze (in Anlehnung an Möller-Brix, 2002, S. 13–15; Krause et al., 2003, S. 149).

	Problemverständnis	Beratungsziel	Haltung des Beraters	Beratungsmethodik	Rollenverständnis
Psychoanalytischer Beratungsansatz	Der zu Beratende hat einen psychischen Defekt	Der zu Beratende erfährt eine korrigierende Erfahrung	Aufmerksamkeit Zurückhaltung	Deutungen und Konstruktionen der individuellen Einstellungen und des Verhaltens durch den Berater; Assoziation, Traumdeutung	Berater ist Projektionsfläche für zu Beratenden; Fokus ist nur die zu beratende Person
Verhaltenstherapeutischer Beratungsansatz	Beim zu Beratenden existiert eine Lernstörung bzw. ein Lerndefizit	Der zu Beratende erfährt ein Um- bzw. Verlernen seines bisherigen Denkens und Handelns, lernt Anpassung an „gesundes" Verhalten, neue Verhaltensmuster	Der Berater ist aktiv und transparent in seiner Haltung und unterstützt dadurch den zu Beratenden; Verstärkung	Der Berater unterstützt neue Erfahrungen, die ein erklärtes Lernziel erreichen	Berater stellt direktiv Ziele und Verhaltensmodifikationen auf Fokus ist das Verhalten und die Handlungen der zu beratenden Person
Humanistischer Beratungsansatz	Der zu Beratende hat ein blockiertes Selbstpotenzial	Der zu Beratende soll lernen sich selbst zu entfalten, seine eigene Situation (neu)	Zuwendung Echtheit Respekt	Der Berater verbalisiert und aktualisiert das Potenzial des zu Beratenden	Berater geht Beziehung zum zu Beratenden ein und begleitet nicht direktiv; Fokus ist das

	Problem-verständnis	Beratungsziel	Haltung des Beraters	Beratungs-methodik	Rollen-verständnis
		zu verstehen und anders damit umzugehen			Verhalten und die Emotionen der zu beratenden Person
Familientherapeutischer/ Systemischer Beratungsansatz	Es existiert eine Fehlfunktion in der Situation des zu Beratenden mit seinen Mitmenschen. Das Symptom hat eine Funktion im System	Durch Veränderung der Konstellationen und Riten entsteht ein funktionierendes, stabiles System. Durch Systemveränderung kommt es zur Symptombeseitigung	Der Berater betrachtet mit den Beteiligten die unterschiedlichen Standpunkte und verhält sich neutral (Allparteilichkeit)	Der Berater unterstützt gezielt Veränderungen in den Beziehungen durch Schaffung neuer Ansichten und Riten. Zirkuläres Fragen; Aufstellungen	Berater modifiziert systemische Konstellationen. Fokus ist das System und die Funktion von Verhalten im System des zu Beratenden
Lösungsorientierter Beratungsansatz	Der zu Beratende hat keinen Zugang zu seinen Lösungen und Ressourcen	Der zu Beratende entdeckt neue und unbewusste Lösungsmöglichkeiten in sich und im System	Wertschätzung der personen- und systemimmanenten Ressourcen	Durch Fokussierung auf Lösungs- und Ressourcenräume im Klienten werden neue Lösungsmöglichkeiten und -wege ermöglicht. Wunderfrage	Der Berater „lenkt" durch Pacing und Leading die Lösungssuche. Fokus sind die Lösungen und Ressourcen der zu beratenden Person und ihrem System

Tab. 2.1: *Fortsetzung*

Auf der Suche nach geeigneten **Beratungskonzepten für die Pflege** (vgl. Koch-Straube, 2001, S. 99–120; Stratmeyer, 2005) sollten die Beratungskonzepte anderer Professionen jedoch nicht unkritisch „eins zu eins" in die Pflege übertragen werden. Wichtig ist es vielmehr, pflegewissenschaftlich fundiert das Spezifische von Beratung in der Pflege herauszuarbeiten und an die Kontextbedingungen der Pflege anzupassen. Allerdings gilt es auch zu vermeiden, das „Rad neu zu erfinden". Es wird eher darum gehen, Schnittstellen und interdisziplinäre Überschneidungen zu definieren. Im Sinne einer ganzheitlichen Patientenorientierung ist es sinnvoll, kooperativ mit anderen beratenden Disziplinen zusammenzuarbeiten und sich sowohl bei Beratungsinhalten als auch -methoden zu ergänzen.

Im Folgenden werden die wichtigsten Theorietraditionen von Beratung allgemein vorgestellt. Erste Ansätze von momentan in der Pflege diskutierten Beratungskonzepten werden mit jeweils einem Vertreter kurz dargestellt und den Theorietraditionen zugeordnet.

Der verhaltensorientierte Patienten- und Angehörigenedukationsansatz

Die **vermittlungs- oder verhaltensorientierten Ansätze** beziehen sich auf die psychologischen Lerntheorien (Skinner, Watson, Pawlow) und der daraus entwickelten Verhaltenstherapie (Badura). In diesem behavioristischen Wissenschaftsparadigma liegt der Fokus auf beobachtbarem und objektiv beschreibbarem Verhalten, das gelernt bzw. verlernt werden kann. Haltungen, Emotionen, Lebenswelt- oder Biographiebezüge stehen eher am Rande im Blickwinkel.

Ziel der verhaltensorientierten Beratungsansätze ist es, durch Erlernen von Verhaltensänderungen das bestehende Problem des Patienten zu lösen. Durch Anpassung an krankheitsbedingte Veränderungen sollen Betroffene ihre Lebenssituation und ihren Alltag selbstständig und unabhängig von „Profis" bewältigen und gestalten können. Dazu brauchen sie Versorgungs- oder Alltagskompetenzen und Selbstpflegefähigkeiten. Dahinter steht die Überzeugung, dass Selbstmanagement zu Sicherheit, Wohlbefinden und mehr Lebensqualität führt. Von besonderer Bedeutung ist dabei, das Krankheits- und Symptommanagement in den Alltag der Patienten bzw. ihrer Bezugspersonen zu integrieren. Dies soll vor allem durch die Förderung der Ressourcen und die Stärkung der Selbstwirksamkeitsüberzeugung erreicht werden. Es dient dazu, Kontrollverlust und Ohnmachtgefühle auszugleichen (London, 2003; Wörmann, 2003).

Im Zusammenhang mit dem verhaltensorientierten Beratungsansatz taucht immer wieder der Begriff der **Compliance** auf. Es geht darum, durch Beratung beim Patienten eine möglichst hohe Krankheitseinsicht zu bewirken, die zu einer hohen Kooperationsbereitschaft bzw. Allianz und einer hohen Therapiemotivation (Adhärenz) führt (London, 2003; Müller-Mundt, 2000; Schäffer, 2001). Übergeordnetes Ziel des Beraters ist es, beim Patienten gesundheitsbewusste Denk- und Handlungsweisen zu erreichen, die von der Änderung des Lebensstils über den Aufbau neuer Handlungsroutinen bis hin zur Aufgabe lieb gewonnener Gewohnheiten reichen.

Der verhaltensorientierten Beratung ist die Verhaltensmedizin (Petermann) zuzuordnen, aber auch die aus dem angloamerikanischen Raum geprägten Patienten- oder Angehörigenedukationsansätze von Sailer (2004), London (2003), Steimel (2003), George und George (2003), Thomas und Wirnitzer (2001), Müller-Mundt (2000), Abt-Zegelin (1999), Buijssen (1997) und Klug-Redmann (1996).

Die Vertreter dieser Theorietradition gehen davon aus, dass informierende, schulende und beratende Aspekte kaum voneinander zu trennen sind. Vielmehr greifen sie ineinander. Da es um die gezielte und strukturierte Veränderung von Verhalten (Lernen) geht, wird bei der **Patientenedukation** konsequenterweise ein didaktisch strukturierter *Lernprozess* verwendet. Die Pflegekraft und der Patient definieren *Lernziele,* die sich aus dem eingeschätzten *Lernbedarf* und der erfassten *Lernbereitschaft* ableiten. Die Pflegekraft plant für die Durchführung der Beratung *Lernmethoden und -medien* ein, die das Erreichen dieser Ziele unterstützen.

Ein wichtiges Medium sind hierbei Broschüren für Patienten und Angehörige. Sie können als Informationsgrundlage dienen oder auch ein Beratungsgespräch initiieren, strukturieren und illustrieren. In Zukunft wird es von Bedeutung sein, dass sich Pflegende vermehrt in die *Entwicklung von Broschüren* einbringen und auch eine kritische Auswahl von Materialien vornehmen (☞ *Pflege heute,* 2004, S. 302–304; Arbeitsvorschlag 2 g). Eine Möglichkeit, Beratungsgespräche zu strukturieren, ist es, für typische Beratungssituationen auf einer Station oder in einem Bereich die Inhalte von Beratungsgesprächen mit Hilfe so genannter *Edukationskarten* zu standardisieren (Abt-Zegelin, 2004).

Der humanistische personenzentrierte Beratungsansatz

Die **humanistischen Beratungsansätze** basieren auf der wissenschaftstheoretischen Basis der Humanistischen Psychologie (z.B. Maslow) und werden gespeist aus dem Konzept der klientenzentrierten Gesprächsführung bzw. nicht-direktiven Beratung nach Carl Rogers. Das zugrunde liegende Menschenbild geht von einem entscheidungs- und entwicklungsfähigen Menschen aus. In der Beratung geht es darum, in einer vertrauensvollen, gleichberechtigten Beziehung die durch Krisen entstandenen Blockaden zu lösen und die Selbstheilungskräfte des Individuums freizusetzen. Im humanistischen Beratungsansatz geht es um die Akzeptanz und Wertschätzung des selbstbestimmten Seins und Werdens. Im Vordergrund stehen die Annahme von Hilflosigkeit, Betroffenheit und die Auseinandersetzung mit den eigenen Leiderfahrungen und dem (unheilbar) Kranksein.

Diesem Ansatz sind vor allem aus der psychosozialen Beratung kommende Ansätze zuzuordnen, wie die Palliative Care Beratungskonzepte von Davy und Ellis (2003), die psychosoziale Beratung in der Altenpflege nach Ehlers (2003), das pflegerische Beratungsmodell für chronisch Kranke von Hellige und Hüper (2002) und die Transaktionsanalyse (Berne), die von Brearly und Birchly (1995) aufgegriffen wird.

Das zentrale Moment des humanistischen Ansatzes ist die *Hilfe zur Selbsthilfe* bzw. die Unterstützung bei der Selbstbefähigung des Beratenen zur eigenständigen Problemlösung. Die Ressourcen des selbstentscheidungsfähigen Wesens werden in die Beratung einbezogen.

Ziel der humanistischen Pflegeberatungsansätze ist es, bei den Betroffenen durch einfühlende Anteilnahme und fürsorglichen Beistand emotionale Entlastung bzw. Rollenentlastung zu erreichen. Es sollen keine fertigen Lösungen offeriert werden. Vielmehr wird durch die von Rogers definierten Basisvariablen Kongruenz, Akzeptanz und Empathie ein Verständnis der eigenen Gefühle, Haltungen, Gedanken und des Verhaltens der zu beratenen Patienten und Angehörigen herbeigeführt. Dies führt idealerweise zu einem reflektierten, bewussten und selbst bestimmten Umgang mit der Krankheit und ihren Auswirkungen (Stratmeyer, 2005).

Häufig wird die Entwicklung von **Coping-Strategien** (☞ *Pflege heute*, 2004, S. 344) als wichtiges Ziel von Beratung gesehen. Damit ist die Bewältigung von Belastungen, Anforderungen und Krisen gemeint. In den letzten Jahren wurde in diesem Zusammenhang vermehrt auf das Konzept *Empowerment* zurückgegriffen, unter dem eine Erweiterung der Selbstpflegekompetenzen und die Befähigung zur Selbstbestimmung subsumiert wird (Hellige; Hüper, 2002; Müller-Mundt, 2000; Pinkert; Renneke; Rutenkröger, 1999).

Im **pflegerischen Beratungsmodell von Hellige und Hüper** (☞ Tab. 2.2) werden erste Ansätze zur pflegewissenschaftlichen Konzeptualisierung von Beratung in der Pflege unternommen. Sie ordnen wesentlichen Gegenstandsbereichen von Pflege Kernelemente der Beratung zu. Auf der konkreten Ebene werden dann Konzepte aus der Pflege- und Gesundheitswissenschaft diesen Kernelementen zugeordnet. So soll z.B. verdeutlicht werden, dass die Klienten von Beratung meist chronisch Kranke sind. Bei deren Beratung spielen das Lebensweltkonzept und die Selbstsorge eine zentrale Rolle. Hellige und Hüper machen in ihrem Beratungsmodell Aussagen dazu, welche Rolle der Pflegeklient, die Transition, die Interaktion, der Pflegeprozess, die Umwelt, die Pflegetherapeutik und die Gesundheit bezogen auf Beratung in der Pflege einnehmen. Im Sinne einer Methodenintegration beziehen sie zentrale Konzepte wie die Krankheitsverlaufskurve von Corbin und Strauss, die Lebensweltorientierung, das Konzept der Salutogenese von Antonowsky, das Konzept der Family Nurse, das Fallverstehen von Oevermann und das Empowermentkonzept in ihr Beratungsverständnis mit ein. Hellige und Hüper bieten damit noch kein fertiges Modell für Beratung in der Pflege, stellen aber relevante Konzepte für Beratung in der Pflege zueinander in Bezug und bieten somit eine wichtige Grundlage für den weiteren Diskurs.

Gegenstandsbereich						
Pflegeklient	Transition	Interaktion	Pflegeprozess	Umwelt	Pflegetherapeutik	Gesundheit
Kernelement						
Chroniker	Gesundheit-Krankheit-Kontinuum; Krankheit-Gesundheit-Kontinuum	Pflegebeziehung	Pflegeberatungsprozess als systematisches Pflegehandeln	Soziales Netz mit seinen sozioökonomischen Rahmenbedingungen	Pflegeinterventionen	Salutogenese
Konzept						
Lebensweltkonzept mit Alltagsorientierung	Krankheitsverlaufskurve mit Wahrnehmung unterschiedlicher Phasen	Beratung als Beziehungsgeschehen mit der Balance von Nähe und Distanz	Pflege bei Chronizität	Family nursing zur Einbeziehung der Bezugspersonen	Fallverstehen als Kooperationsgrundlage	Ressourcenorientierung und Kohärenzgefühl
Selbstsorge als Grundlage zur Krankheitsbewältigung		Narration und ihre Interpretation des Leidens		Gemeindeorientierung mit Settings der Gesundheitsförderung	Empowerment als Autonomiestärkung	

Tab. 2.2: Pflegerisches Beratungsmodell für chronisch kranke Menschen (Hellige und Hüper 2002, S. 10).

Der integrative leiborientierte Beratungsansatz

Koch-Straube (2001) baut in ihrem **Konzept der leiborientierten Beratung** auf die gestalttherapeutische Beratung nach Perls bzw. deren Weiterentwicklung zur integrativen Gestaltberatung nach Petzold und Rahm auf. Hier werden Elemente der Psychoanalyse und der Verhaltens- und Gestalttherapie integriert. Sie legt den Fokus auf den *Leib*, der Träger unterschiedlicher Dimensionen menschlichen Lebens und Erlebens ist. Er umfasst somit sowohl die körperlichen als auch psychischen, sozialen und spirituellen Dimensionen.

Koch-Straube versteht Beratung „als einen Lernprozess (...), der persönliches Wachstum und die Veränderung von als belastend erlebten oder unlösbar erscheinenden Situationen zum Ziel hat" (Koch-Straube, 2001, S. 114). Koch-Straube betont, dass es im Gegensatz zur psychosozialen Beratung anderer Berufsgruppen der spezifische Auftrag der Pflege und der Beratung in der Pflege ist, die *Leiborientierung* ins Zentrum des Handelns zu stellen. Das Zusammenspiel von Körper, Geist und Psyche sieht sie in vielen Pflegephänomenen (wie z. B. Schmerz) gegeben, die Anlass zu Beratung sind. Das **Ziel von Beratung** ist, bei der Heilung des Leibes zu unterstützen. Darunter versteht sie jedoch nicht das Reparieren, sondern eher das „Ganz-werden" eines Menschen.

Der systemisch-konstruktivistische Beratungsansatz

Der **systemtheoretische Ansatz** hat seinen Ursprung in der Systemtheorie (Luhmann) und der systemischen Familientherapie (Satir; Schlippe und Schweitzer). Weiterentwicklungen führen zu spezifischen Konzepten wie Organisationsberatung (König und Volmer), Paarberatung oder lösungsorientierter Beratung (de Shazer; Bamberger).

In der systemischen Beratung steht nicht das einzelne betroffene Individuum im Zentrum des Blickwinkels, sondern sein komplettes *soziales System*. Verhalten wird nicht vor dem Hintergrund intrapsychischer Prozesse gedeutet, sondern als Ergebnis von Austauschbeziehungen im gesamten sozialen System verstanden und in die Beratung mit einbezogen. *Systeme* sind sich ständig verändernden, selbstregulierenden Prozessen unterworfen. Sie bewegen sich in einem Spannungsfeld zwischen Homöostase und sich weiterentwickelnwollendem Wandel (Wörmann, 2003).

Die Interdependenzen in den Verhaltensweisen der Patienten und ihrer Familienangehörigen (Koch-Straube, 2001) sind vor allem in der ambulanten Alten- und Krankenpflege zu beobachten. Durch Klärung der Systembeziehungen bzw. Veränderung der Relationen im sozialen Gefüge wird die Stabilität des ganzen Systems angestrebt, wobei der Berater den Grundsatz der Allparteilichkeit (gleichmäßige Äquidistanz zu allen Parteien; Wahrung der Perspektive der Einzelnen) gelten lassen muss. Im systemischen Beratungsansatz werden die *Lebenswelt und die Biografie* des Patienten und seiner Angehörigen einbezogen. Im Fokus stehen nicht nur die Neuorientierung des Betroffenen selbst, sondern die Veränderungen im Alltag seines ganzen (familiären) Umfeldes.

Systemische Beratung zielt nicht in erster Linie auf die Persönlichkeitsentwicklung des Individuums, sondern auf konkrete Lösungen für das gesamte System. Dabei wird weniger auf Defizite und Ursachen im System eingegangen. Der Berater unterstützt das System dabei, wieder Optionen und Handlungsmöglichkeiten zu erkennen, die als Potenziale zwar vorhanden, aber im System verschüttet sind. Die Pflegeberatungsansätze von Wörmann (2003), Albiez (1998) und die gerontologische Beratung von Weakland und Herr (1988) lassen sich in dieses wissenschaftstheoretische Verständnis verorten.

Auch in der deutschen Pflege rückt die Angehörigenarbeit (Daneke, 2000), die Angehörigenintegration (George und George, 2002/2003) und die familien- und umweltorientierte Pflege (Friedemann und Köhlen, 2003) immer weiter in den Fokus der Professionalisierungsdebatte.

Systemisches Beratungsmodell HUGADO

Das **Beratungsmodell nach Hummel-Gaatz und Doll** (2006) (☞ Abb. 2.3) greift den systemischen Blickwinkel auf. Es versucht, die vielschichtigen Kontexte und die komplexen Interaktionen und Wechselbeziehungen aller Beteiligten im Beratungsgeschehen abzubilden und zu erklären.

Wichtige Hauptkomponenten des Modells stellen die beiden in einer Wechselbeziehung stehenden Systeme *„Lebenswelt Patienten"* und *„Betreuungssystem"* dar.

Im System **„Lebenswelt Patient"** befinden sich der Patient selbst, sein näheres Umfeld (Angehörige und Freunde), und sein weiteres Umfeld wie z.B. Nachbarn, Bekannte oder Arbeitskollegen. Dieses System ist eingebettet in den politischen und gesellschaftlichen Rahmen.

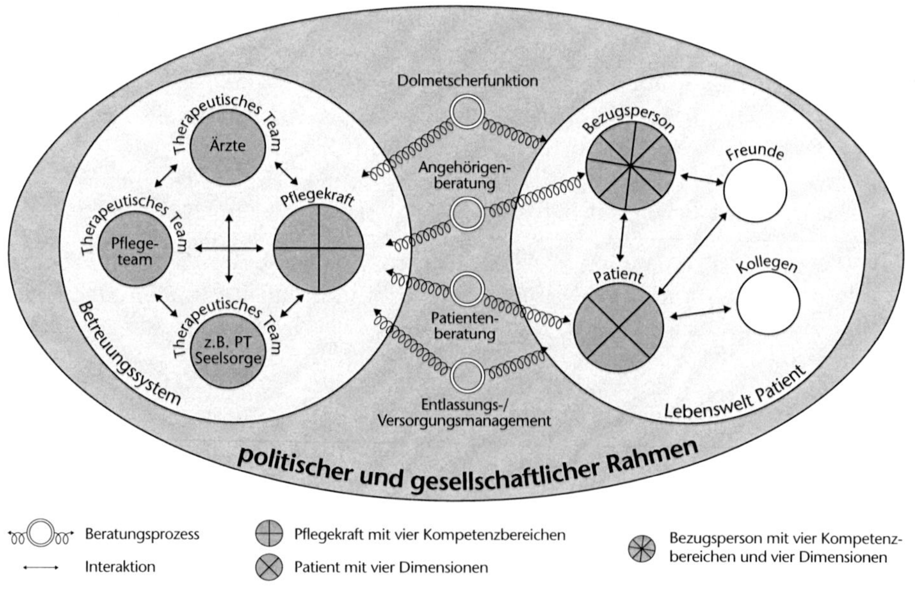

Abb. 2.3: Systemisches Beratungsmodell HUGADO.

Der Patient lässt sich beschreiben als ein bio-psycho-sozio-spirituelles Wesen. Innerhalb des Modells spiegelt sich dies in der körperlichen, psychischen, sozialen und spirituellen Dimension wieder. Die Dimensionen sind nicht starr voneinander abgegrenzt in gleich große Teile. Sie stehen vielmehr in einem Fliessgleichgewicht und korrespondieren miteinander. Erkrankungen haben meist Auswirkungen auf alle oder einige dieser vier Dimensionen und beeinflussen den Patienten in seinen Bedürfnissen, Sorgen, Symptomen und Emotionen (ähnlich dem Leibbegriff von Koch-Straube). Daraus ergibt sich, dass sich Beratungsanlässe in diese verschiedenen Bereichen bzw. Dimensionen einordnen lassen. Je nach Situation kann eine bestimmte Dimension im Vordergrund stehen und andere Dimensionen vom Patienten nicht gezeigt oder von seiner Umwelt nicht wahrgenommen werden. Beispielsweise kann sich Übelkeit eher körperlich auswirken. Der Patient fühlt sich schlecht und hat wenig Appetit. Auf der sozialen Dimension kann es zu Isolation kommen, auf der psychischen und spirituellen Ebene zu Verlust der Lebensqualität und Hoffnung.

Eine weitere wichtige Komponente im System „Lebenswelt Patient" stellt die Bezugsperson dar. Die Erkrankung des Patienten hat Auswirkungen auf die eigene körperliche, psychische, soziale sowie spirituelle Dimension des Angehörigen. Für ihre eigene Krisen- und Krankheitsbewältigung benötigen Bezugspersonen deswegen Unterstützung und Beratung durch Pflegekräfte. Darüber hinaus brauchen Bezugspersonen Kompetenzen, um ihre neue Rolle auszufüllen. Die Krankheit verändert das Interaktionsspektrum zwischen Bezugsperson und Patient. Die Bezugspersonen müssen dazu befähigt werden, Pflege- und Betreuungsaufgaben gegenüber dem Patienten zu übernehmen. Bei der Beratung von Bezugspersonen ist es darum wichtig, dass Pflegende die Doppelrolle der Bezugspersonen erkennen und berücksichtigen.

Das **„Betreuungssystem"** besteht aus der in den Beratungsprozess eingebundenen Pflegekraft, aber auch den anderen Pflegekräften, den Ärzten sowie den Mitgliedern des therapeutischen Teams (z. B. Ergotherapeuten, Physiotherapeuten, Seelsorger und Mitarbeiter des Sozialdienstes). Das „Betreuungssystem" wird ebenfalls beeinflusst von durch Politik und Gesellschaft vorgegebenen Rahmenbedingungen. Die Pflegekraft ist mit unterschiedlichen Kompetenzen ausgestattet, die Einfluss auf die Interaktion mit dem Patienten bzw. ihrer Bezugsperson haben. Die notwendigen Beratungskompetenzen lassen sich in vier Kompetenzbereiche unterteilen: Fach-, Methoden-, Sozial- und Personalkompetenz (☞ Kapitel 3.3).

Der **Beratungsprozess** stellt die Interaktionen zwischen der Pflegekraft, dem „Betreuungssystems" und dem System „Lebenswelt Patient" dar. Dieser Prozess ist als dynamisch und interdependent zu verstehen und nicht als statisch, linear und eindimensional vorgegeben. Er durchläuft unterschiedliche aufeinander folgende, teilweise ineinander übergehende Phasen, weswegen er im Modell (☞ Abb. 2.3) als zirkulärer Prozess (Kreis) dargestellt ist. Der Beratungsprozess wird beeinflusst von der Wechselbeziehung zwischen den Kompetenzen der Pflegekraft und davon, welche der vier Dimensionen der Patient sichtbar werden lässt. Dies bedeutet, dass eine Pflegekraft ihre Beratung daran ausrichtet, welche Dimension der Patient ihr präsentiert, aber auch, dass der Patient als Resultat seiner Einschätzung der Kompetenzen der Pflegekraft ihr entsprechende Dimensionen zeigt. Die Pflegekraft benötigt diagnostische

Kompetenzen, um überhaupt die verschiedenen Dimensionen des Patienten wahrnehmen zu können. Für den Interaktionsprozess zwischen Pflegekraft und Bezugsperson gelten auch diese Wechselbeziehungen.

Beratungsanlässe resultieren nicht nur aus originären Pflegehandlungen zwischen Pflegekraft und Patient bzw. seiner Bezugsperson (Hummel-Gaatz und Doll, 2005). Es gibt Beratungsanlässe, die sich auf Interaktionen zwischen Mitgliedern des therapeutischen Teams (vor allem den Ärzten) und den Patienten und ihren Bezugspersonen beziehen. Pflegekräfte nehmen wegen ihrer Alltagsnähe zum Patienten eine *Dolmetscherfunktion* bezogen auf Diagnose und Therapie ein. Dabei überbrücken sie Verständigungsprobleme, die sich zwischen dem „Betreuungssystem" und dem System „Lebenswelt Patient" durch unterschiedliche Sprachen, verschiedene Blickwinkel und weitere Einflussfaktoren ergeben. Pflegende leisten mit der Übersetzung von Konsequenzen aus diagnostischen und therapeutischen Entscheidungen in die Alltags- und Lebenswelt des Patienten einen wesentlichen interdisziplinären Betreuungsbeitrag. Pflegende sind in dieser Dolmetscherfunktion auch von der Interaktion zwischen allen Mitgliedern des therapeutischen Teams im Betreuungssystem abhängig (im Modell durch die Interaktionspfeile dargestellt).

Das im Modell aufgeführte *Entlassungsmanagement als Beratungsanlass* bezieht sich auf den Übergang des Patienten von einem Pflegesetting in ein anderes, z.B. vom Krankenhaus in eine Pflegeeinrichtung oder von der stationären in die häusliche Betreuung. Die Aufgabe von Pflegekräften besteht u.a. darin, Probleme, die im neuen Umfeld zu erwarten sind, im Vorfeld aufzudecken und Patienten und ihre Bezugspersonen durch Beratung darauf vorzubereiten. Dies gilt insbesondere, wenn Patienten ohne häusliche Betreuung nach Hause entlassen werden und dort mit den Folgen ihrer Erkrankung und ihrer Therapie umgehen müssen. Ziel ist es, eine Rehospitalisierung zu vermeiden. Das *Versorgungsmanagement* bezieht sich auf Patienten, die bereits professionell im häuslichen Umfeld betreut werden, und auf die sich daraus ergebenden Beratungsanlässe.

Alle Systeme sind eingebettet in einen politischen und gesellschaftlichen Rahmen. Dies bedeutet, dass die Beratungsprozesse und -inhalte mitbestimmt werden von den Werten und Normen in der Gesellschaft, wie Autonomie, Selbstbestimmung, Eigenverantwortung, aber auch von dem gesellschaftlichen Verständnis der Betreuungssysteme und ihrer Mitglieder (Rolle der Pflege, des Arztes, familiäre Pflege). Auch gesundheitspolitische Bedingungen haben einen direkten Einfluss auf den Beratungsprozess, was die Umsetzung der Gesundheitsreform (DRGs, ambulant vor stationär, Kostenabrechnung) zeigt.

2.1.2 Rahmenbedingungen von Beratung in der Pflege

Ein großer Unterschied zwischen **Beratungsgesprächen in der Pflege** und Beratungsangeboten anderer Berufsgruppen wie beispielsweise Therapeuten oder Psychologen ist darin zu sehen, dass es häufig kein klar definiertes Beratungssetting (Beratungsraum, klare Terminvereinbarungen und abgesteckter Zeitrahmen) gibt. Dieser Umstand beinhaltet sowohl Vor- als auch Nachteile. So besteht die große Chance der

Pflege darin, alltagsnah beraten zu können und zwar immer dann, wenn vom Patienten bzw. seiner Bezugsperson Signale zu einem Beratungsbedürfnis ausgesendet werden. Beratung in der Pflege findet überall dort statt, wo sich Anlässe bieten: im Patientenzimmer bei der Durchführung von Pflegemaßnahmen, im Badezimmer bei der Körperpflege, auf dem Flur, bei „Kontrollgängen" im Nachtdienst, etc. Damit ist Beratung keine zusätzliche Dienstleistung zum gewohnten Pflegehandeln und keine Spezialtätigkeit. Vielmehr wird sie als Pädagogisierung der stattfindenden Pflege in den alltäglichen Pflegeprozess bzw. den Arbeitsablauf integriert. In jeder Begegnung zwischen Pflegenden und dem pflegebedürftigen Menschen stecken potentiell der Ansatz und der Bedarf von Beratung.

Dass sich Beratungsgespräche in der Pflege ungeplant, unstrukturiert, unvorhersehbar und „ad hoc" entwickeln, hängt zum einen damit zusammen, dass Patienten in ihrer Not mit Fragen und Anliegen sozusagen „herausplatzen" und einer zeitnahen Zuwendung bedürfen. Zum anderen kommt der Pflege die besondere Aufgabe zu, pädagogisch günstige Momente zu erkennen und sie „am Schopf zu packen". Sie müssen auch indirekte und implizite Anspielungen als Beratungsbedürfnis identifizieren und angemessen darauf reagieren. Die Pflegekraft beobachtet die Patienten fortlaufend, um den Zeitpunkt zu erfassen, an dem sich der Patient auf neue Erfahrungen einlassen kann, er offen für Informationen ist und Entscheidungen fällen kann.

Die Verknüpfung von Beratungsgesprächen mit pflegerischem Handeln schafft zwar eine besondere Intimsphäre, kann aber auch zu einer Doppelbelastung bei den Pflegenden führen. Das *spontane Beratungsgespräch,* das für den pflegebedürftigen Menschen eine zeitnahe und bedürfnisorientierte Pflegemaßnahme darstellt, führt bei Pflegenden zu Rollenkonflikten. Diese resultieren daraus, dass sie unter Zeitdruck stehen, noch andere Patienten versorgen und unterschiedlichen Erwartungen gerecht werden zu müssen. Dies kann dazu führen, dass sie signalisierte Beratungsbedürfnisse des Patienten nicht aufgreifen.

Im Pflegealltag kann Beratung dadurch erschwert werden, dass kein definierter *Zeitrahmen* und keine definierten *Räumlichkeiten* zur Verfügung stehen. Um diesem Defizit zu begegnen, wird von einigen Experten (Abt-Zegelin, 2004) gefordert, gezielt geplante und strukturierte *Beratungsangebote* zu schaffen. Diese finden dann in Pflegebüros, Patienteninformationszentren, Beratungsstellen, Pflegeberatungsambulanzen oder als geplante, eher alltagsdistanzierte Beratungsgespräche in einem separaten Raum statt. Mit einem klaren zeitlichen Rahmen und einem geschützten Raum kann dem Beratungsbedarf von Patienten ganz anders entsprochen werden.

Die Vorteile von formellen, institutionalisierten Angeboten bestehen darin, dass alle Beteiligten *ausreichend Zeit* haben. Außerdem können die *Vorbedingungen,* wie Kenntnisse, Motivation des Patienten, der individuelle Stand der Krankheitsbewältigung, geplant mit in die Beratung einbezogen werden. Es können gezielt unterstützende *Medien,* z.B. Broschüren, Infoblätter und Modelle, hinzugezogen werden. Die Wahrscheinlichkeit erhöht sich, dass ein umfassendes und vollständiges Beratungsgespräch zwischen Patient und Pflegekraft stattfindet.

Außerdem ist ein separater, gemütlicher *Raum* mit Sitzgelegenheiten hilfreich, um eine angenehme Gesprächsatmosphäre zu schaffen. Kann in einem speziellen Raum beraten werden, ist damit im Gegensatz zum Mehrbettzimmer oder Aufenthaltsraum die Intimsphäre des Patienten geschützt. Es kann kein anderer Patient oder Angehöriger dem Beratungsgespräch zuhören. Dies erhöht die Chance, dass der Patient offen über seine persönlichen Gefühle redet. Besonders in der stationären Pflege ermöglicht ein separater Raum, dass ein Beratungsgespräch ungestört stattfinden und nicht wie ein spontanes Gespräch durch Patientenklingeln oder andere Patienten oder Mitarbeiterinnen gestört wird. Allerdings ist ein geplantes Beratungsgespräch räumlich und zeitlich sehr weit vom Alltag und dem konkreten Beratungsanlass entfernt.

2.1.3 Beratung als Prozess

Beratung wird immer als ein **Prozess** verstanden. Der Begriff Prozess bezieht sich dabei sowohl auf die Abfolge mehrerer Gespräche hintereinander, in denen sich die Problemlösung schrittweise vollzieht, als auch auf den prozesshaften Charakter eines einzelnen Gespräches. In Tabelle 2.4 sind exemplarisch fünf verschiedene Beratungsprozesse zusammengestellt.

Vollständige Handlung	Phasen der Psychosozialen Beratung (König und Volmer in Ehlers, 2003, S. 41–58)	Zwölf Schritte des Problemlösens, Beratung von pflegenden Angehörigen (Buijssen, 1997, S. 93)	Stufen des Beratungsprozesses der Integrativen Beratung (Koch-Straube 2001, S. 118)	Pflegeberatungsprozess (Schnabel; Krämer, 2004, S. 240; Thomas; Wirnitzer, 2001a, S. 471)	Beratungsphasen der Pflegeberatung in der Gemeinde (Brunen; Herold, 1995, S. 93)
Informieren und Analysieren	*Orientierungsphase:* • Orientierung auf der Beziehungsebene • Orientierung auf der Inhaltsebene • Für geeignetes Umfeld sorgen	Versuchen, die Situation durch die Brille der Betreuerin zu sehen	*Initialphase:* • Benennen • Aufbau des Kontaktes, einer vertrauensvollen Beziehung • Herausfinden der Themen und Fragestellungen, des Konfliktes	*Informationssammlung:* • Aufbau eines Kontaktes und einer Beziehung • Informationen sammeln, ordnen, bewerten	Situation klären
Planen	*Klärungsphase:* • Freies Erzählen der Problemsituation • Verstehen der Problemsituation	Probleme ordnen Ein Problem auswählen Problem klar und deutlich beschreiben		*Problemdefinition:* • Problemformulierung aus individueller Patientensicht • Ursachen für Problem erfassen	

Tab. 2.4: Übersicht über verschiedene Beratungsprozesse in der Pflege.

Vollständige Handlung	Phasen der Psychosozialen Beratung (König und Volmer in Ehlers, 2003, S. 41–58)	Zwölf Schritte des Problemlösens, Beratung von pflegenden Angehörigen (Buijssen, 1997, S. 93)	Stufen des Beratungsprozesses der Integrativen Beratung (Koch-Straube 2001, S. 118)	Pflegeberatungsprozess (Schnabel; Krämer, 2004, S. 240; Thomas; Wirnitzer, 2001a, S. 471)	Beratungsphasen der Pflegeberatung in der Gemeinde (Brunen; Herold, 1995, S. 93)
		Betreuerin nach ihren Gefühlen beim Problem fragen Gemeinsam das Problem analysieren			Gefühle des Ratsuchenden und eigene Gefühle klären
				Zieldefinition: • Formulierung des Ziels und Resultats • Einbeziehen der Patientenvorschläge	Beratungsziele formulieren
		Gemeinsam Lösungen suchen		*Planung der Maßnahmen:* • Lösungsvorschläge und Alternativen aufzeigen und Optionen des Patienten einbeziehen • Gedankliches Experimentieren; Abwägen von Nutzen/Aufwand	
Entscheiden		Auswahl einer Lösung		Lösungsweg auswählen	
Ausführen	*Veränderungsphase:* • Fragen, die den Veränderungsprozess anregen, stützen und bestätigen • Brainstorming	Mentale Vorbereitung auf die Durchführung Unterstützung suchen Zeitplanung Durchführung	*Aktionsphase:* • Erleben • Biographische Einordnung • Erfahrungen auf Basis kognitiven, emotionalen Erlebens gewinnen	*Durchführung der Maßnahme:* • Begleiten und Anleiten	Informieren Sich mit dem Ratsuchenden beraten

Tab. 2.4: *Fortsetzung*

Vollständige Handlung	Phasen der Psychosozialen Beratung (König und Volmer in Ehlers, 2003, S. 41–58)	Zwölf Schritte des Problemlösens, Beratung von pflegenden Angehörigen (Buijssen, 1997, S. 93)	Stufen des Beratungsprozesses der Integrativen Beratung (Koch-Straube 2001, S. 118)	Pflegeberatungsprozess (Schnabel; Krämer, 2004, S. 240; Thomas; Wirnitzer, 2001a, S. 471)	Beratungsphasen der Pflegeberatung in der Gemeinde (Brunen; Herold, 1995, S. 93)
			Integrationsphase: • Reflektieren der Erfahrungen • Entscheidung finden	Erfolg der Maßnahmen bewerten	Entscheidungen treffen, aber nicht provozieren
Kontrollieren und Bewerten		Bewertung	*Neuorientierungsphase:* • Erproben der gewonnenen Einsicht, der Entscheidung, des Verhaltens		
Auswerten und Reflektieren	*Abschlussphase:* • Resumée • Vereinbarung			Beratungsprozess reflektieren	

Tab. 2.4: *Fortsetzung*

Aus dieser Synopse lässt sich für die Beratung in der Pflege ein am etablierten Pflegeprozess orientiertes Phasenmodell als sinnvolles Gliederungsinstrument ableiten, das hilft, den Beratungsprozess zu strukturieren (☞ Abb. 2.5).

Zu **Beginn des Beratungsprozesses (Phase 1)** stellen die Kontaktaufnahme und der *Aufbau einer symmetrischen Beziehungs- und Vertrauensbasis* eine Grundvoraussetzung für eine gelingende Beratung dar. Erst diese Beziehungsebene ermöglicht es dem Patienten und seiner Bezugsperson, ihre Anliegen und Probleme vorzubringen und sich zu öffnen. Abhängig davon, ob die Beratung eingebettet in eine bereits bestehende Pflegebeziehung oder losgelöst in einem strukturierten, geplanten Beratungsangebot stattfindet, muss diese Phase unterschiedlich intensiv und bewusst gestaltet werden.

In **Phase 2** ist das diagnostische Denken des Beraters von zentraler Bedeutung. Hier gilt es, sowohl den *objektiven Beratungsbedarf* als auch das *subjektive Beratungsbedürfnis* gemeinsam mit dem Patienten herauszufiltern.

Durch strukturiertes Beobachten, waches Analysieren der Gesamtsituation, z. B. durch Fragen und Spiegeln, und gemeinsames Bewerten kann das Problem als Ausgangspunkt der Beratung identifiziert und korrekt benannt werden. Je nach Beratungsansatz wird dabei auf unterschiedliche Schwerpunkte wert gelegt:

- Probleme aus der individuellen Patientensicht erfassen
- Einflussfaktoren, Ursachen und Symptome des Problems erheben
- Gefühle des zu Beratenden klären helfen, wahrnehmen und in den Prozess einbeziehen.

Vor allem diejenigen Beratungskonzepte, denen ein systemisches Beratungsverständnis zu Grunde liegt bzw. die sich an Antonowskys Konzept der Salutogenese anlehnen, beziehen die Ressourcen des Patienten und seines sozialen Systems in die Phase der Erhebung des Beratungsbedarfes bzw. -bedürfnisses mit ein. Subjektive Begründungen für ein bestimmtes Verhalten sowie bereits erprobte Lösungsansätze werden ebenfalls berücksichtigt (Wörmann, 2003; Thomas; Wirnitzer, 2001, Weakland; Herr, 1988). Wird die Beratung eher als ein verhaltensorientierter Lernprozess verstanden, werden in dieser Phase auch die Erhebung der Lernvoraussetzungen, -bedürfnisse und -motivationen gezielt erfragt (London, 2003; Abt-Zegelin, 2003; Thomas; Wirnitzer, 2001).

Wichtig zu wissen ist, dass es zwischen *Beratungsbedarf und -bedürfnis* einen Unterschied gibt. Wenn beides nicht zusammenfällt, kann es passieren, dass ein Beratungsgespräch gar nicht erst zustande kommt. Bei einem Beratungsbedarf geht es darum, dass die Pflegekraft einen bestimmten Pflegebedarf vorhersieht und Beratung aus präventiven Gründen für sinnvoll erachtet, der pflegebedürftige Mensch jedoch nicht zwingend einen Beratungswunsch, also ein Beratungsbedürfnis empfindet. Im umgekehrten Fall haben Patienten ein Beratungsbedürfnis. Wenn sie dies nicht eindeutig oder nur subtil signalisieren, kann es passieren, dass die Pflegekraft den Beratungsanlass nicht als solchen wahrnimmt und die Signale nicht aufgreift.

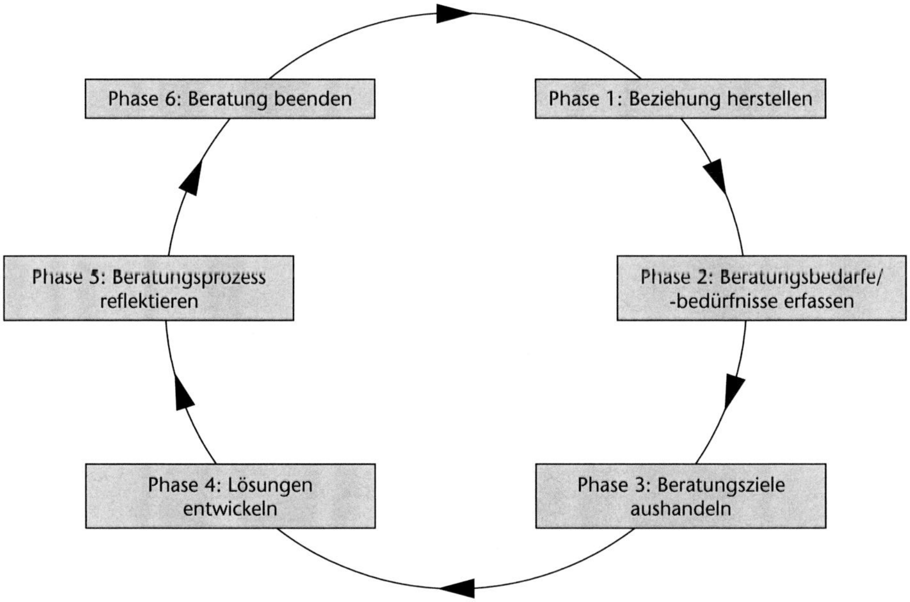

Abb. 2.5: Beratung als Problemlöseprozess.

Mit dem Patienten wird in **Phase 3** eine gemeinsame *Zielsetzung* ausgehandelt. Diese ist abhängig vom jeweiligen Beratungsansatz. Humanistische Ansätze zielen auf das psychosoziale Coping und die Integration von Emotionen. Der verhaltensorientierte Ansatz hat die Anpassungsprozesse im Bereich der Alltagskompetenz zum Ziel und leistet damit einen wichtigen Beitrag in der konkreten Auseinandersetzung mit Krankheits- und Therapiefolgen. Ergänzt werden diese beiden Ansätze durch den systemischen Blickwinkel, der besonders bei chronischen Erkrankungen an Bedeutung gewinnt. Alle Menschen im sozialen bzw. familiären Netz sind nämlich von Rollenveränderungen, der eigenen Krisenbewältigung und den neuen (pflegerischen) Aufgaben betroffen. Der Berater fasst in dieser Phase die Erkenntnisse zusammen und stellt verschiedene Optionen dar, um zu klären, was in der Beratung erreicht werden soll.

Diese Phase verschmilzt eng mit **Phase 4,** in der es um das *Entwickeln von Lösungen* geht. Dieses findet sowohl auf der Beziehungs- als auch auf der Inhaltsebene statt und kann als eine Verschränkung von Beziehungs- und Problemlösungsprozessen verstanden werden. Die Beziehungsebene ist geeignet, Patienten und ihre Bezugspersonen in ihrem Bewältigungsprozess zu begleiten, Gefühle zu explorieren und subjektive Deutungen nachzuvollziehen. Die Problemlösungsebene unterstützt diesen Prozess und ermöglicht – unter Einbeziehung von Ressourcen und biographischem Kontext – konkrete Handlungsmöglichkeiten zu erkennen. Der Berater wendet Techniken des Fragens an, hört dem Patienten aktiv zu und entwickelt gemeinsam mit dem Patienten Alternativen. Je nach Beratungsansatz ist auch hier ein Kontinuum von eher direktivem bis hin zu non-direktivem Beraterverhalten zu beobachten. Generell gilt es aber, die Wünsche des Patienten in die Lösungssuche mit einzubeziehen und abzuwägen, in welcher Relation die Kosten- und Nutzenrechnung zum Ziel stehen.

Die abschließende *Reflexion* in **Phase 5** dient der Bewertung des Gesprächsverlaufs, der Zusammenfassung des Erkenntnisgewinns und der Vereinbarung von konkreten Handlungsschritten. An dieser Stelle hat der Patient die Möglichkeit, sich darüber zu äußern, wie zufrieden er mit dem Verlauf und den Ergebnissen des Gespräches ist. Auch der Berater sollte für sich Zeit einräumen, das Gespräch auf der Metaebene zu betrachten und dabei sein eigenes Verhalten zu reflektieren und zu hinterfragen. Diese Selbstreflexion der Beraterrolle findet zwar außerhalb des konkreten Gesprächs statt, gehört aber zu einem professionellen Beratungsprozess.

Am **Ende des Beratungszyklus (Phase 6)** sollte das Gespräch *bewusst beendet* und dokumentiert werden. Wichtig ist es, dem Patienten die Möglichkeit aufzuzeigen, wie sein Veränderungsprozess weiterhin begleitet werden kann und wer ihn darin unterstützen kann, immer selbstständiger zu werden. Häufig ist es so, dass der Beratungsprozess mit einem Beratungsgespräch nicht abgeschlossen ist, sondern sich ein neuer Zyklus anschließt.

2.1.4 Beratungsmethoden und -techniken

Es gibt eine Vielfalt von **Methoden und Techniken** (☞ Tab. 2.6, Tab. 2.7), die der Berater im Gespräch anwenden kann. Je nach Theorietradition, Situation und Beratungsphase ist es sinnvoll, dass er schwerpunktmäßig unterschiedliche Techniken anwendet.

Im humanistischen Pflegeberatungsansatz ist es von großer Bedeutung, dass eine symmetrische Beziehung zwischen Berater und zu Beratendem aufgebaut wird. Der Berater nutzt *non-direktive Techniken*, wie *aktives Zuhören, Spiegeln, Verbalisieren emotionaler Erlebnisinhalte.* Damit fördert er bei dem Patienten die Reflexion des eigenen Handelns und der eigenen Gefühle. Die Beratungsmethoden sollen ihn dabei unterstützen, seine eigenen Gedanken, Gefühle und Empfindungen zu äußern. Diese Art von Beratung wird als **ergebnisoffene Beratung** in Abgrenzung zur fachlich informativen Beratung im verhaltensorientierten Pflegeberatungsansatz bezeichnet.

In der **fachlich informativen Beratung** gibt der Berater mit seinem Expertenwissen tendenziell eher *direktiv* und vorausschauend Informationen weiter, zeigt Optionen

Fragetechnik	Erklärung der Fragetechnik und deren Bedeutung im Beratungsgespräch
Offene Fragen	• beginnen mit einem Fragewort: Wer? Wo? Was? Wann? Wie kam es dazu? • fördern den Dialog • geben dem Patienten die Möglichkeit, sich umfassend zu äußern und zu explorieren
Geschlossene Fragen	• lassen als Antwort nur „ja" oder „nein" zu • bestätigen Zusammenfassungen
Alternativfragen	• stellen zwei Möglichkeiten zur Auswahl • dienen der Entscheidungsfindung
Suggestivfragen	• unterstellen eine Meinung • geben eine Richtung für die Antwort vor • versuchen zu beeinflussen
Indirekte Fragen	• rufen Informationen nicht auf direktem Wege ab
Rhetorische Fragen	• erwarten eigentlich keine Antwort
Wunderfragen	• Patient wird aufgefordert sich vorzustellen, was passieren, wie es sich anfühlen oder was er am meisten vermissen würde, wenn sein Problem verschwunden wäre • dient dazu, das Problem und seine Bedeutung für den Patienten genauer zu analysieren sowie neue Blickwinkel zu eröffnen
Verschlimmerungsfragen	• der Patient wird aufgefordert sich vorzustellen, was er tun müsste, damit sein Problem bestehen bleibt bzw. sich verschlimmert • dient dazu, das Problem und seine Bedeutung für den Patienten genauer zu analysieren sowie neue Blickwinkel zu eröffnen
Zirkuläres Fragen	• Patient wird aufgefordert, sein Problem aus einer anderen Perspektive zu betrachten oder zu erleben und aus Sicht eines anderen Menschen (z. B. seiner Partnerin, seines Sohnes) zu schildern • dient dazu, sich und andere Menschen besser zu verstehen und dabei Einflussfaktoren zu erkennen, die das Problem verstärken oder abmildern • dient dazu, die (alten) Denkmuster des Patienten aufzubrechen, ihre Bindung an Gefühle aufzulösen oder neue Lösungswege zu finden.

Tab. 2.6: Fragetechniken und deren Bedeutung im Beratungsgespräch.

und Alternativen auf, instruiert den Patienten, leitet Selbstkontrolltechniken und Wahrnehmungsübungen an, um eine Verhaltensmodifikation oder kognitive Umstrukturierung zu bewirken. In diesem Ansatz wird zwar auch eine wertschätzende Haltung und ein partnerschaftlicher Dialog angestrebt, die Interaktionsstrukturen sind aber tendenziell eher asymmetrisch (Wissender versus Nicht-Wissender).

Im systemtheoretischen Ansatz wird versucht, durch *lösungsorientierte Fragetechniken, zirkuläres Fragen oder Refraiming-Übungen* (Umdeuten) eine Klärung und Deutung der Systembeziehungen zu erreichen. Der Fokus liegt nicht darauf, Probleme zu analysieren und die Vergangenheit zu rekonstruieren, sondern Lösungsmöglichkeiten für die Zukunft zu finden.

Tab. 2.7: Gesprächstechniken und deren Bedeutung im Beratungsgespräch.

Gesprächstechnik	Erklärung der Gesprächstechnik und deren Bedeutung im Beratungsgespräch
Pacing	• Spiegeln der Körpersprache, des Kommunikationsstiles und der Bewegungen des Patienten • dient dazu, dem Patienten zu signalisieren, dass der Berater sich auf ihn einstimmt und versucht, ihn in seiner Welt abzuholen
Wiederholen	• vollständige oder verkürzte wörtliche Wiedergabe einer Ausführung des Patienten • geordnete Zusammenfassung des Gesagten • dient dazu, als Berater zu signalisieren, dass man aufmerksam zuhört
Paraphrasieren	• sinngemäße Wiederholung der Ausführungen des Patienten mit eigenen Worten • gewährleistet, dass der Berater die Ausführungen des Patienten verstanden hat • bietet die Gelegenheit, Missverständnisse frühzeitig zu erkennen und zu beseitigen
Verbalisieren emotionaler Erlebnisinhalte	• Aufgreifen und Ansprechen der Gefühle des Patienten, die der Berater aus dessen Ausführungen herausliest • Aufgreifen und Ansprechen der Gefühle, die der Berater aus der Körpersprache und den „para-verbalen" Aspekten der Ausführungen des Patienten herausliest • dient dazu, dass dem Patienten verdeckte Emotionen bewusst gemacht werden und er dadurch neue Lösungsmöglichkeiten entwickeln kann
Leading	• langsames Hinführen des Patienten zu neuem Denken, Fühlen und Handeln • dient dazu, neue Lösungen zu finden und gewohnte aber erfolglose Strategien loszulassen sowie neue Wege auszuprobieren
Refraiming	• der Berater deutet irrationale oder den Patienten in seiner Entwicklung behindernde Denkmuster um • dient dazu, den Patienten zu erstaunen, um bei ihm Veränderungen anzustoßen
Konfrontieren	• der Berater konfrontiert den Patienten mit Widersprüchen innerhalb seiner Aussagen und seines Handelns, die er während des Gespräches wahrgenommen hat • dient dazu, auf eher direktivem Wege den Patienten auf ein vom Berater vermutetes Problem aufmerksam zu machen, das dieser selbst nicht erkennen will oder kann
Direktheit	• der Berater teilt dem Patienten mit, wie sein Verhalten auf ihn wirkt, wenn er Widersprüche zwischen Selbsteinschätzung oder gezeigtem Verhalten des Patienten und seiner eigenen Einschätzung bemerkt • dient dazu, auf einem eher direktiven Wege den Patienten anzuregen, über sein Verhalten nachzudenken
Informieren	• der Berater gibt dem Patienten relevante Informationen in Bezug auf sein Problem entweder in schriftlicher oder mündlicher Form • dient als Wissensgrundlage zur Lösungsfindung und als Basis für Entscheidungen.

Neben dem Beherrschen von unterschiedlichen Frage- und Gesprächstechniken ist es wichtig, dass der Berater auch ein guter Zuhörer ist. Dabei ist das Zuhören keine passive Tätigkeit. Vielmehr signalisiert die Pflegekraft durch (non-)verbale Zeichen Interesse an den Ausführungen des Patienten. Dieses geschieht z. B. durch eine offene Körperhaltung, Kopfnicken, Mimik wie Lächeln oder Erstaunen sowie Lautäußerungen wie „ja" oder „hm".

Aus Sicht des Pflegebedürftigen besteht die wichtigste Aktivität von Pflegenden beim Zuhören darin, da zu sein und sich Zeit zu lassen. Wichtig im Beratungsgespräch ist es generell, den anderen ausreden zu lassen, aber auch Pausen und die damit einhergehende Stille zu ertragen.

2.2 Anleitung

Die zahlreichen Veränderungen im Gesundheitsbereich (☞ Kapitel 1.2) haben zur Folge, dass, ähnlich wie Beratung, auch Anleitung von Patienten und Angehörigen als wichtiges Aufgabenfeld für Pflegekräfte hervorgehoben wird. Durch die Verkürzung der Liegezeiten im Krankenhaus werden Patienten schneller nach Hause entlassen als früher. Um krankheitsbedingte Veränderungen im Alltag bewältigen zu können, ist es wichtig, dass die Patienten und ihre Bezugspersonen von den Pflegekräften auf diese Zeit vorbereitet werden und frühzeitig beginnen, neue notwendig gewordene (Pflege-) Handlungen zu lernen und zu üben.

Die Analyse deutschsprachiger Literatur zeigt, dass die Begriffe Anleitung, Schulung bzw. Mikroschulung häufig nicht klar voneinander abgegrenzt, sondern vielmehr synonym gebraucht werden. Außerdem lassen sich zu dem Thema Anleitung zwei verschiedene Verwendungszusammenhänge unterscheiden. Auf der einen Seite steht die Anleitung von Schülern und (neuen) Mitarbeitern und auf der anderen Seite die Anleitung von Patienten, Angehörigen und informellen Helfern als pflegerisches Leistungsangebot (vgl. Ewers, 2001).

Die **Anleitung von Mitarbeitern und Schülern** zielt darauf ab, deren berufliche Handlungskompetenz auszubauen bzw. zu verbessern. Darunter fallen neben technisch-instrumentellen und psychomotorischen Fertigkeiten auch Fähigkeiten im kognitiven, kommunikativen, sozialen, und methodischen Bereich. In speziellen Fachweiterbildungen zum Praxisanleiter oder Mentor erlernen Pflegekräfte Methoden, um diese Aufgaben gezielt zu übernehmen.

Bei der **Anleitung von Patienten und Angehörigen** steht die Aneignung alltagspraktischer und pflegerischer Handlungskompetenzen im Vordergrund, die es ihnen ermöglicht, eine gesundheitsbedrohliche Situation bzw. die daraus resultierenden Folgen zu bewältigen. Dadurch wird Pflegebedürftigen und Laienpflegepersonen die Ausbildung angemessener (Selbst)Pflegefähigkeit ermöglicht. Es geht darum, dass der Patient oder seine Bezugsperson einzelne Vorgänge oder konkrete Tätigkeiten erlernt, wie z. B. den Umgang mit einem PEN oder die Mobilisation eines Pflegebedürftigen. Anleitung ist dabei als eine *pädagogische Aufgabe* von Pflegekräften anzusehen, die auf die Erhöhung der Selbstständigkeit des Patienten zielt. Dabei berücksichtigt die

Pflegekraft nicht nur den aktuellen Pflegebedarf, sondern versucht auch, künftige Pflegeprobleme im Patientenumfeld vorausschauend zu identifizieren und den Patienten und seine Angehörigen darauf vorzubereiten.

Anleitung stellt immer einen zielgerichteten und in Schritten geplanten Prozess dar, dem sowohl Zeit als auch ein gewisser Rahmen eingeräumt werden muss (Immohr, 2001). Der Patient bzw. seine Bezugsperson braucht die Bereitschaft, sich aktiv in den Prozess einzubringen. Dabei macht sich der Patient mit der zu erlernenden Fertigkeit vertraut. Er stellt sein Alltagswissen zur Verfügung und der Anleitende sein Fachwissen.

2.2.1 Anleitungsprozess

Anleitung ist ein **prozesshaftes Geschehen,** das in verschiedenen Phasen abläuft. Diese Phasen stellen ein Denkmodell dar, das versucht, teilweise gleichzeitig und zirkulär ablaufende Vorgänge zu systematisieren. Je nach Autor wird der Anleitungsprozess in unterschiedlich viele Phasen aufgeteilt.

Aus der Zusammenstellung der **Anleitungsmodelle** (☞ Tab.2.8) wird deutlich, dass je nach Autor die einzelnen Phasen unterschiedlich differenziert werden. Wichtig zu beachten ist aber, dass die Pflegekraft am Anfang des Anleitungsprozesses den *Lernbedarf* und die *Lernvoraussetzungen* des Patienten bzw. des Angehörigen einschätzt. In der nächsten Phase geht es darum, die Anleitung durch didaktische Vorüberlegungen und Berücksichtigung der Rahmenbedingungen zu planen. Daran schließt sich die Durchführung der geplanten Sequenzen an, die in der Schlussphase evaluiert werden. Bei Bedarf wird der Zyklus erneut durchlaufen. Wichtig ist es, die Anleitung zu dokumentieren.

Anleitungsprozess in fünf Phasen nach Quernheim (2004)	Anleitungsprozess in sechs Phasen nach Brunen und Herold (1995)	Anleitungsprozess in vier Phasen nach Jung-Heintz (2000)	Anleitungsprozess in sechs Phasen nach Völkel (2005)	Anleitungsprozess in vier Phasen nach Thomas und Wirnitzer (2001)
1. Vorbereitung der Anleitung (Bedingungsanalyse)	1. Vorbereitung der anleitenden Person, der Lernenden und der Umgebung	1. Vorbereitung	1. Informieren, beobachten, analysieren	1. Einschätzung der Lernvoraussetzungen, Motivation, Lernbedürfnisse
2. Planung der Anleitung	2. Unterstützung des Pflegebedürftigen bei der Vorbereitung		2. Ziele bestimmen, formulieren	2. Planung der Lerninhalte, -ziele und Methoden
			3. Inhalte und Methoden festlegen	
3. Durchführung	3. Vorführung/Demonstration der zu lernenden Tätigkeit	2. Vorführen der zu erlernenden Handlung	4. Anleitung planen und durchführen	3. Lehren und Lernen der geplanten Inhalte
4. Trainingsphase	4. Ausführung der Tätigkeit durch die Lernenden	3. Durchführung durch den Patienten	5. Anleitung dokumentieren	
5. Beurteilung	5. Auswertung und Evaluation	4. Anerkennung und Sicherung des Gelernten	6. Evaluieren, beurteilen, neue Ziele	4. Evaluation und Bewertung des Gelernten
	6. Einübungs- und Kontrollphase			

Tab. 2.8: Verschiedene Phasenmodelle des Anleitungsprozesses.

2.2.2 Bedingungsanalyse

Um die **Anleitungssituation** erfolgreich durchzuführen, benötigt die Pflegekraft eine ganze Reihe an *Vorinformationen.* Diese Informationen ermöglichen es ihr, eine individuell geplante Anleitung mit dem Patienten durchzuführen und ihn dort abzuholen, wo er sich befindet. Es hilft der Pflegekraft, Lernwiderstände zu erkennen und in ihre Vorüberlegungen mit einzubeziehen. In einem ersten Schritt erhebt sie den Lernbedarf des Patienten bzw. seiner Angehörigen, die Lernvoraussetzungen und die Motivation. Dabei berücksichtigt die Pflegekraft folgende Aspekte (George; George, 2003; Sailer, 2004; Quernheim, 2004; Thomas; Wirnitzer, 2005):

Vorüberlegungen zum Lernbedarf und Erhebung des Anleitungsbedarfes

1. *Welches sind die Bereiche und Aktivitäten des täglichen Lebens, in denen der Patient durch die Krankheit beeinträchtigt ist und in wie weit führt dies dazu, dass er bzw. sein Angehöriger sich neue Fertigkeiten zur Bewältigung dieser Aufgaben aneignen muss?*

Als geeignete Grundlage zur Bedarfsermittlung kann die Pflegeplanung des Patienten dienen. In diesem Zusammenhang ist es wichtig zu berücksichtigen, in welchem

Setting der Patient oder sein Angehöriger die neu zu erlernende Fertigkeit benötigen wird. Es macht wenig Sinn, einem Patienten zu zeigen, welche hygienischen Maßnahmen er bei einer subkutan Injektion im Krankenhaus beachten muss, wenn er die Injektion für zu Hause erlernt. Deswegen bedarf es einer prospektiven Planung, z. B. bei der Entlassung von einer stationären Einrichtung nach Hause. Es ist nötig, dass der Patient die neuen Tätigkeiten dann so erlernt, wie er sie in seinem häuslichen Umfeld und seiner Alltagswelt einsetzen wird.

2. *Welches sind die neu zu erlernenden Tätigkeiten, die ein Patient bzw. sein Angehöriger selber durchführen kann und möchte, welche Tätigkeiten übernimmt jemand anderes für ihn (z. B. ein Pflegedienst)?*

Bei diesem Punkt geht es darum, gemeinsam mit dem Patienten und seinem Angehörigen im Gespräch herauszufiltern, welche Tätigkeiten selber übernommen werden können. Dabei müssen auch die Lernvoraussetzungen und die Motivation berücksichtigt werden.

Vorüberlegungen zu den Lernvoraussetzungen und deren Erhebung

1. *Verfügt der Patient bzw. sein Angehöriger schon über relevantes Wissen zu der neu zu erlernenden Tätigkeit?*

Um diesen Punkt abzuklären, kann die Pflegekraft gezielt erfragen, welche Vorerfahrungen der Patient bzw. seine Angehörigen haben. Wenn z. B. ein Patient über einen längeren Zeitraum seine insulinpflichtige Mutter zu Hause gepflegt hat und nun selbst an Diabetes mellitus leidet und sich selbst die Insulinspritze verabreichen muss, kann auf ein breites Vorwissen bzw. Handlungskompetenz und Selbstpflegefähigkeit aufgebaut werden.

2. *Über welche Lernfertigkeiten verfügen der Patient und sein Angehöriger? Welche biographischen Daten haben einen Einfluss auf das Lernen?*

Bei diesem Punkt gilt es, den Patienten bzw. seinen Angehörigen hinsichtlich des Lerntypus, seiner Lesefähigkeit, des Schreibens und Sprechens, des logischen Denkens und der Geschicklichkeit einzuschätzen. Dies geschieht durch gezielte Beobachtung bzw. Befragung.

Mögliche **Beobachtungskriterien** hierzu sind:

- Der Patient bzw. sein Angehöriger hat eher ein hohes Sprachniveau (Fremdwörter, großer Wortschatz, wenig Verallgemeinerungen z. B. „man"-Sätze, Haupt- und Nebensätze)
- Der Patient bzw. sein Angehöriger stellt von sich aus Fragen, wenn er etwas nicht verstanden hat
- Patient hat eine „ruhige Hand" und genügend Kraft, um die geplante Tätigkeit auszuführen.

Mögliche **Fragen** hierzu sind:

- Über welchen Schulabschluss verfügt der Patient bzw. sein Angehöriger?

- Welchen Beruf übt der Patient bzw. sein Angehöriger aus bzw. hat er ausgeübt?
- Womit beschäftigt er sich in seiner Freizeit?
- Wie beschafft sich der Patient bzw. sein Angehöriger normalerweise neue Informationen, über Zeitschriften, Bücher, Internet, Fernsehen oder im Gespräch mit anderen?
- Welche Zeitschriften und Bücher liest er gerne?

3. *Ist der Patient bzw. sein Angehöriger unter Berücksichtigung seines Allgemeinzustandes überhaupt in der Lage, neue Tätigkeiten zu lernen?*

An dieser Stelle gilt es zu berücksichtigen, ob der Krankheitsverlauf es zu diesem Zeitpunkt zulässt, dass der Patient eine neue Tätigkeit erlernen kann. Wenn er durch seinen Allgemeinzustand zu stark geschwächt ist oder die Krankheit seine kognitiven bzw. psychomotorischen Fähigkeiten beeinträchtigt, um neue Informationen aufnehmen zu können, ist es sinnvoller, die Anleitung auf einen späteren Zeitpunkt zu verschieben.

Vorüberlegungen zur Motivation und deren Erhebung

1. *Welche Konsequenzen ergeben sich für den Pflegebedürftigen bzw. Angehörigen als Folge der Anleitung?*

- Mögliche positive Konsequenzen: größere Selbstständigkeit, höhere Lebensqualität, Pflegebedürftiger kann zu Hause bleiben, die Wahrscheinlichkeit der Rehospitalisierung sinkt, weniger Schmerzen, Verringerung von Komplikationen
- Mögliche negative Konsequenzen: große Kraftanstrengung, Herabstufung der Pflegestufe, Verlust des sekundären Krankheitsgewinns, falls ein Angehöriger die Pflege übernimmt, erhöht sich das Abhängigkeitsverhältnis.

2. *Welches sind für den Angehörigen Gründe, weswegen er die Pflege übernimmt?*
3. *Wie steht der Patient bzw. Angehörige zu der Erkrankung?*
4. *Welche Ängste und Befürchtungen bzw. Hoffungen bewegen den Patienten bzw. Angehörigen?*
5. *Was für eine Beziehung besteht zwischen dem Patienten bzw. Angehörigen und der Pflegekraft? Welche Beziehung hat der Pflegebedürftige zu seinem Angehörigen?*

2.2.3 Planung

Bei der **Planung der Anleitung** müssen unterschiedliche Gesichtspunkte berücksichtigt werden: zum einen ist es notwendig, die *Rahmenbedingungen der Anleitungssituation* in die Planung einfließen zu lassen. Die Pflegekraft vereinbart gemeinsam mit dem Patienten bzw. seinem Angehörigen diejenigen Ziele, die der Patient bzw. der Angehörige erreichen möchte und die Pflegekraft als sinnvoll erachtet. Zur Aushandlung von *Anleitungszielen* kann ein Beratungsgespräch sehr hilfreich sein. Ebenso stellt die Pflegekraft Vorüberlegungen zu den *Methoden* und den zu benutzenden *Medien* an und legt diese fest. Wichtig ist in diesem Zusammenhang, dass die Pflegekraft

Anleitung als eine pädagogische Intervention begreift, bei der eine Interdependenz zwischen Inhalten, Methoden, Medien und Zielen besteht. Die Aufgabe der Pflegekraft ist es, diese Bestimmungsgrößen aufeinander abzustimmen, um bei dem Patienten bzw. seiner Bezugperson einen optimalen Lernerfolg zu ermöglichen.

Rahmenbedingungen

Absprachen im Team: Wenn eine Anleitungssequenz einen größeren Zeitraum einnimmt, ist es wichtig im Vorfeld zu klären, dass sich diejenige Pflegekraft, welche die Anleitung durchführt, für diese Zeit aus dem normalen Stationsablauf herausziehen kann. Somit kann sie dem Patienten und dessen Angehörigen ihre ungeteilte Aufmerksamkeit schenken, und die Anleitung wird nicht z. B. durch das Telefonläuten unterbrochen.

Dienstplangestaltung: Es ist sinnvoll, dass eine Pflegekraft die unterschiedlichen Sequenzen einer Anleitung durchführt, um Kontinuität zu gewährleisten. Wenn der Angehörige die Pflege übernehmen soll, ist es sinnvoll, dass die Pflegekraft mit ihm gemeinsam den Zeitplan für die verschiedenen Phasen der Anleitung festlegt. Auch hier sollten im Sinne der Kontinuität alle Sequenzen von nur einer Pflegekraft übernommen werden. Dies muss entsprechend im Dienstplan berücksichtigt werden. Pflegekraft und Angehöriger sprechen gemeinsam Termine ab und legen die Inhalte für diese Termine fest. Über diese Termine sollte das gesamte Team informiert werden. So ist es z. B. wichtig, wenn eine Angehörige die Unterstützung bei der Ganzkörperwäsche im Bett erlernen soll und sie erst um 10.00 Uhr auf der Station sein kann, dass der Pflegebedürftige nicht schon vorher gewaschen wurde.

Räumlichkeiten: Es ist günstig, wenn ein ruhiger Raum zur Verfügung steht, so dass so wenig Störungen wie möglich von außen in die Situation herein getragen werden. Wenn der Patient nicht in einem Einzelzimmer liegt, ist es vielleicht möglich, in einen anderen Raum auszuweichen oder die Mitpatienten aus dem Zimmer zu bitten. Auf jeden Fall muss die Intimsphäre des Patienten gewahrt werden, um daraus resultierenden Lernwiderständen vorzubeugen.

Zielplanung

In der Literatur finden sich zur **Lernzielformulierung** in Bezug auf Patientenanleitung keine konkreten Aussagen. Dort wird dieses Thema nur im Zusammenhang mit der Ausbildung von Schülern aufgegriffen. Es besteht aber ein großer Unterschied zwischen den beiden Zielgruppen. Durch die Ausbildungs- und Prüfungsverordnung sowohl des Kranken- als auch des Altenpflegegesetzes ist rechtlich vorgeschrieben, welche Ziele die Auszubildenden am Ende der Ausbildung erreicht haben sollen. Diese normative Ebene fällt bei dem Aushandeln der Lernziele zwischen Pflegekraft und Patienten bzw. seinem Angehörigen völlig weg. Das bedeutet, dass die Bestimmungsgrößen für die Zielformulierungen zum einen der Patient, gegebenenfalls sein Angehöriger und zum anderen die Pflegekraft sind. In einem Aushandlungsprozess gilt es, die Ziele des Patienten zu eruieren. Gemeinsam im Gespräch versucht die Pflegekraft mit dem Patienten herauszufiltern, welches Wissen er braucht und welche Fertigkeiten er erlernen möchte, um mit der krankheitsbedingten Veränderung seiner Lebenssituation im Alltag zurecht zu kommen. Der Pflegekraft fällt dabei die Aufgabe zu, ihr Fachwissen und ihre Expertise einzubringen. Ihr obliegt es, mögliche Ziele, die der Patient zu dem jetzigen Zeitpunkt evtl. noch nicht absehen kann, zu formulieren und ihn gegebenenfalls vor einer Selbstüberforderung zu schützen.

Sinnvoll, wenn auch kritisch zu betrachten, ist es in diesem Zusammenhang, auf vorhandene Lernzieltaxonomien aus der Pädagogik zurückzugreifen. Die *Lernzieltaxonomie nach Dave* (Meyer, 1975) differenziert das Erlernen psychomotorischer Fertigkeiten in fünf Schritte. Die Hierarchisierung richtet sich nach dem Koordinations- und Schwierigkeitsgrad einer Handlung. Die unterste Stufe stellt die Imitation dar. Als zweites folgt die Manipulation. Dabei geht es darum, durch das Üben gemeinsam mit der Pflegekraft einzelne Handlungsschritte und den Handlungsablauf zu festigen. Auf der Stufe der Präzision wird der Patient zunehmend unabhängig von der Pflegekraft. Die Handlungen werden immer genauer und sicherer. Die nächste Hierarchiestufe stellt die Handlungsgliederung dar. Dabei geht es darum, eine Abfolge unterschiedlicher Handlungen durch eine geeignete Abfolge der Teilschritte so zu koordinieren, dass es ein sinnvolles Ganzes ergibt. Als letzte Stufe wird die Naturalisierung beschrieben. Hier ist dem Lernenden die Handlung gewissermaßen „in Fleisch und Blut übergegangen".

Analog zu der Taxonomie für den psychomotorischen Bereich gibt es eine für den kognitiven Bereich: die *Lernzieltaxonomie nach Bloom* (Krathwohl et al., 1978). Da die Bereiche nicht starr voneinander zu trennen sind, und ohne die verschiedenen Hierarchisierungsstufen des kognitiven Bereiches – vom Wissen über das Verstehen, Anwenden, Analysieren, Synthetisieren bis hin zum Evaluieren – keine psychomotorischen Fertigkeiten erreicht werden können, gilt es, diese Stufen bei der Zielformulierung ebenfalls zu berücksichtigen.

Der große Vorteil bei diesem Vorgehen ist es, dass mit dem Formulieren hierarchischer Lernziele ein Teil der Ablaufplanung der verschiedenen Anleitungssequenzen schon vorstrukturiert wurde – nach dem Prinzip von der einfachen Handlung hin zur komplexen, vom Wissen über bestimmte Phänomene hin zum Analysieren von auftretenden Problemen. Es ist sicher nicht möglich, dass z. B. im Krankenhaus aufgrund der kurzen Liegezeiten die höchste Stufe der Lernzieltaxonomie erreicht werden kann. Aber für den Patienten ist es hilfreich zu erkennen, wie das Fernziel aussehen kann und sollte.

Methoden- und Medienplanung

Die wichtigsten **Methoden** bei der Durchführung von Anleitungssequenzen sind zum einen die *Demonstration* und zum anderen die *Übung*. Ergänzt werden diese Methoden durch die Vermittlung von Hintergrundwissen sowohl in mündlicher wie auch in schriftlicher Form.

Die Pflegekraft muss sich im Vorfeld Gedanken darüber machen, ob sie eine Pflegehandlung im Gesamten demonstriert oder ob es bei komplexen Handlungen evtl.

sinnvoller wäre, eine Pflegehandlung in Teilhandlungsschritte zu unterteilen. Dann zeigt sie jeweils erstmal einen Teilhandlungsschritt, den der Patient im Anschluss daran übt.

Hilfreich für den Patienten bzw. seinen Angehörigen ist es, wenn er im Vorfeld relevante *schriftliche Informationsmaterialien*, z. B. Broschüren, Informationsblätter, zur Verfügung gestellt bekommt. Damit ist es ihm möglich, sich Wissen zu diesem neu zu erlernenden Bereich anzueignen und sich auf die Anleitungssituation vorzubereiten. Auch hat der Patient so die Möglichkeit, Dinge nachzulesen, die ihm unklar geblieben sind.

Um bestimmte Vorgänge, die der Patient oder seine Bezugsperson sich an Hintergrundwissen aneignen muss, zu veranschaulichen, können verschiedene *Modelle* eingesetzt werden, z. B. ein Gebiss oder ein anatomisches Modell. Auch kann die Hemmschwelle sinken, wenn das Handling erst an einer Puppe geübt werden kann, bevor am realen Menschen die Tätigkeit ausgeführt wird, z. B. das Üben des Windelwechsels an einer Babypuppe, bevor ein Neugeborenes gewickelt wird.

Ein wichtiger Bereich in Bezug auf Anleitung ist das Erlernen des *Umgangs mit verschiedenen Hilfsmitteln*, z. B. Lagerungsmaterialien, PEN, Blasenkatheter, Rollstuhl, Pumpen. Die Pflegekraft plant im Vorfeld, welche Hilfsmittel in Frage kommen und besorgt diese. Sie kann dann den Umgang genau demonstrieren und der Patient kann in der Anleitungssituation gezielt mit diesem Objekt üben.

2.2.4 Durchführung

Das Erlernen psychomotorischer Fertigkeiten lässt sich grob in **zwei Phasen** einteilen. In der ersten Phase, der Demonstrationsphase, macht die Pflegekraft die zu erlernende Tätigkeit vor. In der zweiten Phase, der Übungsphase, geht es darum, dass der Patient bzw. sein Angehöriger die Möglichkeit hat, selber die zu erlernende Tätigkeit solange zu üben, bis er und die anleitende Pflegekraft das Gefühl haben, dass er sie sicher beherrscht.

Demonstrationsphase: In der Demonstrationsphase zeigt die Pflegekraft dem Patienten eine bestimmte Pflegehandlung. Dabei ist es von großer Bedeutung, dass sie alle ihre Handlungsschritte erklärt und begründet, damit der Patient nachvollziehen kann, *warum* sie *was wie* tut. Dadurch erhält der Patient die Gelegenheit, den Sinnzusammenhang der demonstrierten Tätigkeit nachzuvollziehen. Er hat die Aufgabe, die vorgeführte Tätigkeit genau zu beobachten, bei Unklarheiten Fragen zu stellen. Dadurch konstruiert er sich ein inneres Handlungsschema.

Übungsphase: In der Übungsphase hat der Patient bzw. seine Bezugsperson die Möglichkeit, die zu erlernende Tätigkeit selber auszuprobieren und zu üben. Die Aufgabe der anleitenden Pflegekraft besteht darin bei den Übungen anwesend zu sein und Sicherheit zu vermitteln. Sie kann jederzeit eingreifen, um Handlungsaspekte erneut zu zeigen bzw. zu korrigieren. Es ist wichtig, die Handlungsschritte genau zu beobachten und bestätigende oder korrigierende Rückmeldung an den übenden Patienten bzw.

seinen Angehörigen zu geben. Diese Rückmeldungen und auch Lob geben Sicherheit und bestärken den Patienten bzw. den Angehörigen in seinem Verhalten.

In der Übungsphase ist es wichtig, für auftauchende Fragen zur Verfügung zu stehen und unter Umständen Dinge auch geduldig mehrmals zu wiederholen. Erst durch Wiederholungen können Informationen und Handlungsabläufe verinnerlicht werden. Um zu überprüfen, ob der Patient bzw. sein Angehöriger die Handlungsschritte verstanden hat, kann der Übende die Handlungsschritte laut verbalisieren und begründen. So erkennt die Pflegekraft Missverständnisse oder Ungereimtheiten. Wird der Patient bzw. sein Angehöriger zunehmend selbstständig, zieht sich die Pflegekraft immer weiter zurück. Sie steht dann aber immer noch für Rückfragen oder neu auftretende Probleme im Hintergrund zur Verfügung. Diese „stand-by"-Rolle gibt dem Übenden das Gefühl der Sicherheit. In der ambulanten Pflege kann dies auch telefonisch gemacht werden. Beherrscht ein Patient bzw. Angehöriger die Fertigkeit routiniert, ist es wichtig, mit ihm zu besprechen und zu üben, wie er sich in ungewöhnlichen Situationen oder bei nicht eingeplanten Zwischenfällen verhält.

Werden die Übungen der Angehörigen mit und am Patienten selbst durchgeführt, kommt der anleitenden Pflegekraft evtl. eine Vermittlerrolle zu. Sie ist dann sowohl Anwalt des Patienten als auch des übenden Angehörigen. Mit viel Fingerspitzengefühl hat sie das Wohlbefinden bzw. die Bedürfnisse des Patienten im Auge und unterstützt gleichzeitig den Angehörigen bei seinen zu erlernenden Handlungsschritten. Dies kann für den Angehörigen durchaus eine sehr stressige Lernsituation darstellen. Wenn z. B. eine Mutter bei einem ungeduldigen und unruhigen Kind eine Fertigkeit übt, ist es wichtig, auf beide beruhigend einzugehen und eine Kompromisslösung zwischen dem Bedürfnis nach Üben und dem Bedürfnis nach Ruhe zu finden. Ähnliches gilt auch für Ehepaare oder Eltern, die durch den Partner, ihre Kinder oder ihre Schwiegertochter gepflegt werden. Da die Gefahr besteht, dass es beim Üben auch zu Misserfolgserlebnissen und Frustration kommt, hat die anleitenden Pflegekraft die Aufgabe, geduldig auf Frustrationen zu reagieren. Sie ermuntert immer wieder zu neuen Übungsschritten und lobt selbst kleinste Fortschritte.

2.2.5 Evaluation und Dokumentation

Eine geeignete Möglichkeit der **Evaluation** einer Anleitungssequenz stellt das Nachgespräch dar. Hier werden die Ereignisse und Beobachtungen zusammengefasst. Dabei gibt der Patient bzw. sein Angehöriger zuerst eine eigene Einschätzung der Anleitungssituation. Durch diese Reflexion von Seiten des Patienten wird der Lerneffekt erhöht.

Im **Nachgespräch** hat der Patient bzw. sein Angehöriger die Gelegenheit

- darüber zu reden, wie es ihm bei der Anleitung ergangen ist
- offen gebliebene Fragen anzusprechen
- Wünsche nach Ergänzung und Übung zu äußern
- seine Einschätzung abzugeben, inwieweit er seine Lernziele erreicht hat.

Im Anschluss daran hat die Pflegekraft Gelegenheit, dem Patienten bzw. seinem Angehörigen ihre Beobachtungen und Einschätzungen mitzuteilen, die sie während der Anleitungssituation gemacht hat. Sie gibt dem Patienten **Rückmeldung** über

- das Hintergrundwissen des Patienten bzw. des Angehörigen
- seine praktischen Fähigkeiten (Handling)
- seine Sicherheit beim Einsatz von (Pflege-)Mitteln
- ihre Einschätzung, inwieweit der Patient bzw. sein Angehöriger das Lernziel erreicht hat.

Wenn dem Patienten bestimmte Handlungsweisen nicht so gut gelungen sind, sollte die Pflegekraft mit dem Patienten und seinem Angehörigen alternative Lösungswege besprechen. Die Suche nach anderen Möglichkeiten, mit einer Situation umzugehen, eröffnet dem Patienten eine größere Vielfalt, kreativ mit auftauchenden Problemen umzugehen.

Die im Nachgespräch gesammelten Informationen fließen in die Planung weiterer Anleitungssequenzen mit ein. Der Patient und die Pflegekraft treffen gemeinsame Absprachen über das weitere Vorgehen und über die Terminplanung. Es ist wichtig, diese Absprachen und Vereinbarungen sowie die erreichten Lernziele zu **dokumentieren.** Hierzu empfiehlt es sich – ähnlich wie für die Pflegeplanung – einen *Dokumentationsbogen* für die Anleitungsplanung zu verwenden. Eine andere Möglichkeit, die wichtigsten Informationen über den Verlauf und die weitere Planung der Anleitung festzuhalten, stellt der *Pflegebericht* dar.

Im Rahmen der Entlassungsplanung kann im Pflegeverlegungsbericht festgehalten werden, welche Lernziele vereinbart wurden, welche Lernschritte stationär bereits erreicht wurden und welche Schritte in der ambulanten Pflege weiter geübt, vertieft oder erneut aufgegriffen werden sollten. So kann eine Kontinuität zwischen stationärer und ambulanter Versorgung gesichert und die Schnittstellenvernetzung bezogen auf das (Wieder-)Erlernen von Selbstständigkeit verbessert werden (vgl. Grove, 2006).

3 Didaktische Analyse

Nachdem die gesetzlichen Vorgaben und die Rahmenlehrpläne analysiert und die Inhalte von Beratung und Anleitung in der Pflege in ihren Grundzügen beschrieben wurden, geht es nun in der didaktischen Analyse darum, die zu entwickelnden Handlungskompetenzen zu ermitteln. Dazu empfehlen Schneider und Muster-Wäbs (2004) einerseits die Analyse der vollständigen Handlung und zur Ergänzung eine 360° Analyse anhand von Leitfragen. Beide Analyseergebnisse werden zusammengefasst zur Beschreibung der beruflichen Handlungskompetenz.

3.1 Qualifikationsprofil

Mit Hilfe des **Qualifikationsprofils** werden die Handlungssituationen Beraten und Anleiten nach ihren Handlungsarten differenziert. Dabei werden in allen Handlungsschritten der vollständigen Handlung (Planung, Durchführung, Evaluation) kognitives, sozial-kommunikatives, gegenständlich-materielles und emotionales Handeln unterschieden (☞ Tab. 3.1).

Handlungsarten, Handlungsschritte	Kognitiv	Sozial-kommunikativ	Gegenständlich-materiell	Emotional
Planung	• Beratungs- und Anleitungsmodelle/-strukturen für die Pflege kennen und berücksichtigen **Anleitung** • Analyseraster zur Erhebung von Anleitungsbedarf, Lernvoraussetzungen und Motivation kennen und in die Anleitungsplanung einbeziehen • Anleitung als individuell strukturierten Lern- und Trainingsprozess verstehen **Beratung** • Unterschiedliche Beratungskonzepte kennen	• Kontaktaufnahme zu Patienten bzw. Bezugspersonen situationsgerecht gestalten • Vertrauensvolle Beziehungen aufbauen, um Lern- und Beratungsbedarf und -bedürfnisse erfassen zu können • Auf Gefühle, Widerstände der Patienten bzw. Bezugspersonen eingehen **Anleitung** • Lernvoraussetzungen und Motivation der Patienten bzw. Bezugspersonen zum Erlernen	• Geeigneten Zeitpunkt für eine Beratung oder Anleitung mit Patient bzw. Bezugspersonen planen • Geeignete Räume (ruhig, ungestört) für Beratungsgespräche und Anleitung zur Verfügung stellen und vorbereiten • Informations- und Anschauungsmaterial für Anleitung und Beratung vorbereiten • Geplante Schritte zur Anleitung dokumentieren	• Sich auf die Emotionen der Patienten bzw. Bezugspersonen einlassen • Eigene Deutungsmuster, Emotionen und Grenzen erkennen und reflektieren • Das eigene Menschenbild, Pflege-, Gesundheits- und Beratungsverständnis reflektieren • Eigene Anleiter- und Beraterrolle reflektieren

Tab. 3.1: Handlungssituationen von Beratung und Anleitung differenziert nach Handlungsarten.

Handlungsarten, Handlungsschritte	Kognitiv	Sozial-kommunikativ	Gegenständlich-materiell	Emotional
	und situativ umsetzen • Beratung als Problemlösung- und Beziehungsprozess verstehen	von Fertigkeiten erheben • Gemeinsam mit Patienten bzw. Bezugspersonen (prospektive) Lernziele aushandeln und planen • Rahmenbedingungen bei der Anleitungsplanung berücksichtigen **Beratung** • Sich auf Beratungsgespräch spontan und situiert einstellen bzw. strukturiert vorplanen		
Durchführung	• Feedbackregeln kennen und einbeziehen • Kommunikationsregeln kennen und einbeziehen • Beratungs- und Anleitungsmethoden kennen und anwenden • Wahrnehmungsprozesse kennen und einbeziehen • Fachliche Grundlagen von Pflegehandlungen kennen und umsetzen	• Patienten bzw. Bezugspersonen in ihren biografischen und lebensweltlichen Kontext wahrnehmen und akzeptieren • Familien- und Gruppendynamik in den Beratungs- und Anleitungsprozess einbeziehen **Anleitung** • Lernschritte beobachten und regelmäßig Feedback geben • Geeignetes Sprachniveau für Patienten bzw. Angehörige auswählen • Fragen zulassen und beantworten	**Anleitung** • Pflegeutensilien bei der Anleitung sicher handhaben • Anleitung in vorstrukturierten Schritten durchführen: Demonstrieren, Nachmachen lassen, Üben und Vertiefen • Handlungsschritte deutlich demonstrieren und erklären **Beratung** • Informations-/Anschauungsmaterial in den Beratungsprozess integrieren	• Grundhaltungen für Beratung und Anleitung entwickeln: Akzeptanz, Wertschätzung, Kongruenz und Geduld • Empathie für die Situation und Gefühle der Patienten bzw. Bezugspersonen entwickeln • Konflikte erkennen und aushalten oder lösen

Tab. 3.1: *Fortsetzung*

Handlungsarten, Handlungsschritte	Kognitiv	Sozial-kommunikativ	Gegenständlich-materiell	Emotional
	• Fachkenntnisse zu Beratungsbedarf und Pflegeproblemen der Patienten bzw. Bezugspersonen • Kenntnisse über Standards und Abläufe (Schmerzmanagement, Sturzprophylaxe, Entlassungsmanagement etc.)	**Beratung** • Expliziten und impliziten Beratungsbedarf erkennen • Komplexe Probleme analysieren und strukturieren • Ressourcen des Individuums und des Systems identifizieren • Emotionen in die Gesprächsführung einbeziehen • Beratungstechniken anwenden • Beratungsziele gemeinsam mit Patient bzw. Bezugspersonen aushandeln • Lösungsmöglichkeiten gemeinsam entwickeln • Bei der Entscheidungsfindung unterstützen • Informationen zu Lösungsvarianten geben • Nähe und Distanz gestalten • Mit dem multiprofessionellen Team und Kooperationspartnern zusammen arbeiten		
Evaluation	• Verfahren der Lernzielüberprüfung kennen und einbeziehen • Evaluationsverfahren kennen und nutzen	• Beratungs- und Anleitungsprozess bewusst beenden und Vereinbarungen treffen • Beratungs- und Anleitungsverlauf mit Pati-	**Anleitung** • Anleitungsschritte und gelernte Fertigkeiten dokumentieren **Beratung** • Beratungsprozess und Verein-	• Eigenes Verhalten in der Anleitung und Beratung reflektieren • Eigene Emotionen und Grenzen (in Supervision/im Team) reflektieren

Tab. 3.1: *Fortsetzung*

Handlungsarten, Handlungs-schritte	Kognitiv	Sozial-kommunikativ	Gegenständlich-materiell	Emotional
		enten bzw. Bezugspersonen reflektieren und bewerten • Beratungs- und Anleitungsergebnisse im multiprofessionellen Team kommunizieren **Anleitung** • Lernziele kontrollieren und Feedback geben, weitere Übungsschritte festlegen	barungen mit Patienten bzw. Bezugspersonen dokumentieren	

Tab. 3.1: *Fortsetzung*

Die Zuordnung der Beratungs- und Anleitungsschritte zum *Modell der vollständigen Handlung* ist nur bedingt möglich und sinnvoll. Eine Untersuchung der Autoren (Doll; Hummel-Gaatz, 2005) hat gezeigt, dass Beratung bei den befragten Pflegekräften zu ca. 85% ungeplant und aus der Pflegesituation heraus stattfindet; damit wird der Einstieg in eine Beratung unter Umständen auf wenige Sekunden verkürzt und eine strukturierte Vorbereitung unmöglich. Durch die Verschmelzung von Problemanalyse, Zielverhandlung und gemeinsamer Lösungssuche ist auch hier häufig keine lineare Zuordnung möglich.

Im Qualifikationsprofil wird daher für das Lernbar-Machen von Beratung und Anleitung in Ansätzen versucht, das Handeln in Phasen und Handlungsarten zu differenzieren. Im Kommunikationsprozess verschmelzen kognitives, emotionales und sozialkommunikatives Handeln und sind – wenn überhaupt – nur didaktisch von einander abzugrenzen.

3.2 360° Analyse

Die **360° Analyse** ist ein didaktisches Instrument, das durch Leitfragen ermöglicht, die unterschiedlichen Perspektiven der von Beratung und Anleitung Betroffenen herauszufiltern. Darüber hinaus werden pflegewissenschaftliche und bezugswissenschaftliche Bezugspunkte herauskristallisiert und durch die Zukunftsperspektive ergänzt. Die Analyse führt zur Formulierung von Kompetenzaspekten (☞ Tab. 3.2).

Anforderungen durch	Beispielhafte Beantwortung	Handlungsarten für Kompetenzaspekte
Orientierung am Klienten: *Was sind die Gefühle, Ängste und Bedürfnisse der Patienten?*	**Gefühle:** Patienten stecken durch die Auseinandersetzung mit ihrer Krankheit und den sich dadurch verändernden Lebensbedingungen in einem krisenhaften Verarbeitungsprozess. Sie sind dadurch u. U. unterschiedlichsten Gefühlen ausgesetzt wie Ängste, Wut, Hoffnung und Hoffnungslosigkeit, Verdrängung, Ekel etc.; z. T. sind sie sich dieser Gefühle selbst nicht bewusst, teilweise verstellen sie den Zugang zu eigenen Ressourcen **Ängste:** Patienten haben einerseits die Befürchtung, ihre Autonomie zu verlieren und nicht als gleichwertiger Partner in den Genesungsprozess integriert zu werden. Gleichzeitig haben Patienten aber auch Ängste, der Anforderung, selbst aktiv zu sein, nicht gerecht zu werden und wünschen sich, dass andere die Verantwortung und auch konkrete Pflegehandlungen für sie übernehmen **Bedürfnisse:** Patienten erwarten, dass sie als mündige Partner in ihren Genesungsprozess einbezogen werden, sie zu ihren Problemen beraten werden, um gemeinsam mit dem Berater Lösungen entwickeln zu können, um Probleme zu lindern oder zu verhüten. Sie möchten gerne zu konkreten Handlungen angeleitet werden, damit sich ihre Selbstständigkeit und Selbstpflegefähigkeit erhöht und sie möglichst unabhängig von fremder Hilfe sind	Die Pflegekraft • ermöglicht dem Patienten seine unterschiedlichen Gefühle zu erkennen und sich mit ihnen auseinander zu setzen • baut eine wertschätzende, empathische und kongruente Beziehung zum Patienten auf • ermutigt den Patienten für sich Verantwortung zu übernehmen • erkennt den Patienten als gleichwertigen Partner und als Experten für sein Leben an • motiviert den Patienten seine Selbstständigkeit und Selbstpflegefähigkeit wieder zu erlangen bzw. zu erhalten
Orientierung an den Bezugspersonen: *Was sind die Gefühle, Ängste und Bedürfnisse der Bezugspersonen?*	**Gefühle:** Ist ein Familienmitglied ernsthaft oder chronisch erkrankt, ist davon auch immer das ganze System seiner Lebenswelt mit betroffen. Die Angehörigen sind ähnlich wie der Patient in ihrer Bewältigung verschiedenen Gefühlen ausgesetzt: Sorge, Macht- und Hilflosigkeit, Ängste etc. Angehörige stecken meist in einer Doppelbelastung: einerseits sind sie eine wichtige Ressource für den Genesungsprozess des Patienten und möchten gerne helfen und unterstützen, andererseits sind sie selbst von den psychischen und sozialen Folgen der Erkrankung (Veränderung der Rollen, Familienkonflikte, Finanzen etc.) betroffen **Ängste:** Angehörige haben meist Angst vor der Überforderung, denn sie wollen ihren kranken Angehörigen unterstützen und sollen gleichzeitig auch ihren eigenen Bedürfnissen gerecht werden. Sie haben häufig Sorge nicht genug bzw. nicht das richtige zu tun. Gleichzeitig sind sie mit den Gefühle und Ängsten des Kranken konfrontiert und wissen häufig nicht wie sie damit umgehen sollen **Bedürfnisse:** Die Angehörigen wünschen sich aktiv in den Genesungsprozess einbezogen zu werden. Sie brauchen Unterstützung und Beratung, um selbst mit der veränderten Situation emotional und im Alltag zurecht zu kommen und ihre Krise zu bewältigen. Darüber hinaus benötigen sie Beratung, wie sie ihren kranken und pflegebedürftigen Angehörigen bei der konkreten Bewältigung seiner Probleme und Beschwerden unterstützen können bzw. wie sie Grenzen setzen und sich Entlastung durch Hilfsangebote schaffen können. Sie brauchen Anleitung, wie sie ihren kranken und pflegebedürftigen Angehörigen durch konkrete Handlungen unterstützen und entlasten können	Die Pflegekraft • ermöglicht dem Angehörigen seine unterschiedlichen Gefühle zu erkennen und sich mit ihnen auseinander zu setzen • berücksichtigt die Doppelrolle des Angehörigen und berät ihn zur eigenen Krisenbewältigung und zu möglichen Hilfestellungen für den Patienten • erkennt Anzeichen von Überforderung beim Angehörigen. Sie unterstützt ihn dabei seine eigenen Grenzen zu erkennen und zu berücksichtigen und berät ihn zu Hilfsangeboten und Selbsthilfegruppen • leitet den Angehörigen unter Berücksichtigung seiner Gefühle, Bedürfnisse und Kompetenzen dazu an, wie er mit konkreten Handlungen dem Patienten bzw. Pflegebedürftigen hilft, sein Selbstpflegedefizit zu kompensieren
Orientierung am interprofessionellen Team: *Was sind die Bedürfnisse, Ängste,*	Mitglieder des interprofessionellen Teams können in der Beratung und Anleitung eine ambivalente Position einnehmen. Das interprofessionelle Team kann einerseits eine wichtige Ressource und Ergänzung für die Beratung und Anleitung der Pflegekräfte sein. Einige Beratungsthemen und Anleitungen können andere Mitglieder des interprofessionellen Teams besser	Die Pflegekraft • identifiziert multifaktorielle Einflüsse und systemische Zusammenhänge im interprofessionellen Team, erkennt systemimmanente

Tab. 3.2: 360° Analyse für die Lernsituationen „Anleiten" und „Beraten".

Anforderungen durch	Beispielhafte Beantwortung	Handlungsarten für Kompetenzaspekte
Gefühle der anderen Mitglieder des Betreuungssystems?	abdecken und eine enge Zusammenarbeit und Weiterempfehlung ergänzt das Beratungsangebot und entlastet das Team, z. B. Sozialberatung durch Sozialarbeiter, Konfliktberatung durch Psychologen, Hilfsmittelberatung durch Ergotherapie, Symptombewältigung durch Ärzte Teilweise kann es im Team auch zu Konkurrenzdenken und Ängsten kommen, dass Pflegende durch die Ausweitung ihrer Beratung und Anleitung in Tätigkeitsbereiche anderer Berufsgruppen eingreifen oder Handlungsfelder übernehmen	Grenzen und richtet ihr Handeln danach aus • kennt die Ressourcen und Grenzen des interprofessionellen Teams und baut Kooperationsnetze auf. Sie vermittelt Beratung an fachkompetente Berater innerhalb des Netzwerks • geht konstruktiv mit Teamkonflikten um (☞ Belling, 2006)
Orientierung am Lernenden: *Was sind die Erfahrungen, Befürchtungen, Wünsche und Einstellungen der Lernenden und was benötigen sie aus Sicht des Lehrerteams?*	**Erfahrungen:** Da Beratung und Anleitung als explizite Pflegehandlung in der Pflegepraxis noch nicht bzw. wenig bewusst ausgeführt wird, haben Lernende mit Beratung und Anleitung von Patienten und Angehörigen meist nur in Ansätzen Erfahrung gemacht. Allerdings kennen sie das „Angeleitet-Werden" aus der Einarbeitung durch die Praxisanleiter auf Station; sie können sich dadurch gut in die Situation der Patienten und Angehörigen einfühlen **Befürchtungen:** Lernende haben Sorgen, dass sie dem komplexen Beratungs- und Anleitungshandeln nicht gewachsen sind. Sie befürchten, dass sie • nicht genug Erfahrung und Wissen haben, um Beratungs- und Anleitungsbedarf zu erkennen • den Erwartungen der zu Beratenen nicht gerecht werden • nicht genug Wissen und Handlungskompetenzen haben, um fachlich richtig zu beraten und anzuleiten • etwas falsches empfehlen oder zeigen (Angst zu versagen) • mit dem zu Beratenen keine passenden Lösungen finden, die er umsetzen kann und will (Angst vor Widerstand) • die Verantwortung für die Beratung und Anleitung nicht übernehmen können und deshalb lieber an examinierte Pflegekräfte oder andere Berufsgruppen delegieren • der emotionalen Auseinandersetzung nicht gewachsen sind (Angst vor den Gefühlsausbrüchen der Patienten und Angehörigen) • etwas lostreten, was sie nicht beherrschen können und damit die Situation der Patienten und Bezugspersonen verschlimmern (Angst vor emotionaler Überforderung) **Einstellungen:** Lernende beziehen zum Handlungsfeld Beratung und Anleitung unterschiedliche Positionen: einige sind sehr motiviert, sich mit dem neuen Aufgabenprofil auseinander zu setzen, während andere Lernende die Übernahme edukativer Aufgaben als unrealistisch ablehnen **Wünsche:** Lernende wünschen sich Vorbilder, um daran zu lernen (Modelllernen) bzw. konkrete Handlungsschritte, um möglichst viel Handlungssicherheit zu haben. Lernende wünschen sich Begleitung und Rückhalt beim Erlernen der Beratung und Anleitung. Lernende wünschen sich klare Lösungen, Orientierung, Sicherheit im Beratungsprozess und eindeutige Erfolge, sind aber im Beratungsprozess mit Unsicherheiten, Unvorhersehbarkeiten, Nichtwissen, Vieldeutigkeit und Widersprüchen konfrontiert	Die Lernenden • reflektieren ihre Erfahrungen, Erwartungen und Wünsche bezogen auf Beratung und Anleitung • beziehen ihre Erfahrungen aus dem „Angeleitet-Werden" in ihr eigenes Anleitungsverhalten mit ein • sind sich ihrer Rolle, ihren Kompetenzen und Grenzen bewusst • setzen sich mit ihren eigenen Emotionen auseinander und lernen mit ihren Ängsten und Befürchtungen umzugehen • realisieren, dass es nicht die optimale Lösung und den einen richtigen Weg gibt und lassen verschiedene Perspektiven zu • bringen ihre Befürchtungen und Wünsche am Lernort Praxis zum Ausdruck und artikulieren ihre Lernbedürfnisse • entwickeln eine eigene begründete Handlung zum Aufgabenprofil Beratung und Anleitung • verstehen den Erwerb von Handlungskompetenz als lebenslangen Lernprozess • verstehen Beratung als Prozess und führen Beratungsgespräche anhand des Phasenmodells durch • entwickeln Frustrations- und Ambiguitätstoleranz. Sie lernen Multiperspektivität auszuhalten und fallen nicht in Versuchung, mit einfachen Lösungen Klarheit zu suggerieren

Tab. 3.2: *Fortsetzung*

Anforderungen durch	Beispielhafte Beantwortung	Handlungsarten für Kompetenzaspekte
Orientierung an der Pflegewissenschaft: *Welche Erkenntnisse und Inhalte aus der Pflegewissenschaft können in die Thematik der beruflichen Handlung einfließen?*	**Pflegetheorien,** die Beratung und Anleitung als Pflegeintervention betonen: • Orem: Pflege fördert die Selbstpflegefähigkeit • Peplau: Pflege befähigt Patienten zur Problemlösung • Corbin; Strauss: Pflege unterstützt je nach Krankheitsphase (chronischer Krankheitsverlauf) den Patienten in der Bewältigung seiner anstehenden Aufgaben **Pflegetheorien,** die die systemischen Bezüge von Pflege, Beratung und Anleitung betonen: • Neumann: Pflege bezieht Ressourcen des Systems ein, um Wohlbefinden zu erzielen • Newman: Pflege erweitert die Wahrnehmung des Selbst und der Umwelt • Friedemann: Pflege ist familienorientiert und berücksichtigt die Dynamik zwischen Systemerhaltung und -änderung und Kohärenz und Individuation. Pflege ermöglicht Wachstum, Stabilität, Kontrolle und Spiritualität **Pflegekonzepte und -phänomene:** • Coping • Compliance • Macht und Machtlosigkeit • Hoffnung und Hoffnungslosigkeit **Beratungsansätze in der Pflege:** • Leiborientierte Beratung (Koch-Straube) • Patienten- und Angehörigenedukation (Abt-Zegelin) • Pflegerisches Beratungsmodell (Hellige; Hüper) • Systemisches Beratungsmodell (Hummel-Gaatz; Doll) **Nationale Expertenstandards,** die Beratung und Anleitung als Intervention festlegen: • Schmerzmanagement • Entlassungsberatung • Sturzprophylaxe • Kontinenzförderung **Pflegediagnosen,** zu denen angeleitet und beraten wird	Die Pflegekraft • lässt Erkenntnisse aus den Pflegetheorien in den Beratungs- und Anleitungsprozess einfließen • erkennt systemische Zusammenhänge in der Familie und bezieht die Familiendynamik in den Anleite- und Beratungsprozess ein • wendet Beratungsmodelle situationsgerecht an und begründet sie theoriegeleitet Die Lernenden • sind sich der Bedeutung der Pflegekonzepte in Bezug auf Beratung und Anleitung bewusst und berücksichtigen diese in ihrem Handeln • wenden Beratung und Anleitung im Zusammenhang mit den nationalen Expertenstandards an • beraten fachkompetent zu den relevanten Pflegediagnosen
Orientierung an den Bezugswissenschaften: *Welche Erkenntnisse und Inhalte aus den Bezugswissenschaften können in die Thematik der beruflichen Handlung einfließen?*	• Konzepte, die die eigenen Ressourcen (Kohärenzsinn), die Stärkung des Selbstwertes und die Hilfe zur Selbsthilfe betonen: Empowerment und Salutogenese (Antonowsky) • Konzepte der Motivations- und Verhaltenspsychologie: Attributionstheorien, Kontrollüberzeugung, Selbstwirksamkeit • Kommunikationstheorien und -modelle (Watzlawik, Schulz von Thun, Rosenberg) • Beratungsansätze aus Psychologie und Sozialarbeit (☞ Tab 2.1) • Versorgungskonzepte, die die aktive Rolle des Patienten in seinem Genesungsprozess betonen: Diseasemangement, Behandlungspfade, Casemanagement • Medizinische Therapiekonzepte zur Symptomlinderung	Die Lernenden kennen Konzepte und Theorien der Bezugswissenschaften, die inhaltlich bzw. methodisch relevant für Beratung und Anleitung sind. Sie übertragen Erkenntnisse der Bezugswissenschaften auf ihr pflegerisches Handeln

Tab. 3.2: *Fortsetzung*

Anforderungen durch	Beispielhafte Beantwortung	Handlungsarten für Kompetenzaspekte
Orientierung an der Zukunft: *Wie wird diese Handlung zukünftig aussehen?*	Im Moment sind die Rahmenbedingungen der Institutionen (Raum, Zeit, Material, Dokumentationssystem) noch nicht so ausgestaltet, dass patientenorientierte Beratung und Anleitung durch Pflegekräfte in das Pflegehandeln ohne Probleme integriert werden können Gesundheitspolitische und gesellschaftliche Entwicklungen (DRGs, Verweildauerverkürzung, „ambulant vor stationär", demografischer Wandel, Expertenstandards) ziehen einen erhöhten Anleitungs- und Beratungsbedarf nach sich Veränderungen der strukturellen Bedingungen sind notwendig und zu erwarten, um sowohl geplante, institutionalisierte (Beratungssprechstunden, Informationszentren, Schulungs- und Beratungsprogramme) als auch spontane situierte Anleitung und Beratung zu ermöglichen. Es ist zu erwarten, dass es vermehrt spezialisierte Pflegekräfte für Beratung und Anleitung geben wird	Die Lernenden • setzen sich mit den gesundheitspolitischen und gesellschaftlichen Entwicklungen auseinander, die Beratung und Anleitung zu einem wichtigen Handlungsfeld der Pflege machen • entwickeln Frustrations- und Ambiguitätstoleranz, um mit dem Spannungsfeld divergierender Erwartungen und ungünstiger Rahmenbedingungen umgehen zu können • reflektieren die Chancen und Grenzen der institutionellen Rahmenbedingungen und übernehmen Verantwortung für Veränderungsprozesse und die Gestaltung von Bedingungen, die Beratung und Anleitung ermöglichen

Tab. 3.2: *Fortsetzung*

3.3 Berufliche Handlungskompetenzen

Die Kultusministerkonferenz (2000) definiert berufliche Handlungskompetenz als „die Bereitschaft und Fähigkeit des Einzelnen, sich in beruflichen, gesellschaftlichen und privaten Situationen sachgerecht durchdacht sowie individuell und sozial verantwortlich zu verhalten".

Handlungskompetenz ist somit eine Verschränkung von Handlungsfähigkeit und der Bereitschaft zum Handeln (Willen, Selbstvertrauen, Lernbereitschaft). Handlungsfähigkeit wird dabei sowohl von explizitem als auch implizitem Wissen bestimmt. Um professionell handeln zu können, braucht das Individuum sowohl deklaratives als auch prozedurales Wissen. Beide Bereiche sollen in der Pflegeausbildung durch entsprechende theoretische und praktische Lernangebote entwickelt werden. Als Handlungskompetenzen lassen sich also die an das Subjekt gebundenen Voraussetzungen verstehen, die notwendig sind, um in konkreten Situationen zielgerichtet, reflektiert und verantwortlich zu handeln.

Das Krankenpflegegesetz (§ 3 KrPflG, 2003) unterteilt die Handlungskompetenz in fachliche, methodische, soziale und personale Kompetenz. Dabei ist stets zu bedenken, dass alle Kompetenzbereiche miteinander verwoben sind und nur aus didaktischen Gründen differenziert dargestellt werden.

Bezogen auf Beratung und Anleitung versteht man unter **Fachkompetenz** alle Kenntnisse über die speziellen Themen bzw. Pflegephänomene, in denen Probleme beim

Ratsuchenden identifiziert werden können. Die Beschreibung der Fachkompetenz bezieht sich also auf das spezifische Fachwissen, das den jeweiligen Beratungs- bzw. Anleitungsinhalt darstellt. Darüber hinaus bezieht sich das Fachwissen auf die Kenntnisse, welche die Pflegekraft braucht, um Anleitung und Beratung als Methode fundiert durchführen zu können.

Die **Methodenkompetenz** bezieht sich auf die Gestaltung des Beratungs- und Anleitungsprozesses und seiner Kontextbedingungen. Speziell in Bezug auf Beratung wird diese Einteilung dem besonderen Charakter von Beratung gerecht, der sich dadurch auszeichnet, dass es zu einer Verknüpfung von Fachkenntnissen (Beratungsinhalt) und interaktiven Fähigkeiten (Beratungsmethoden) kommt.

Möchte man die **Sozialkompetenz** bezogen auf Beratung definieren, steckt man in einem Dilemma. Da Beratung ein Beziehungs- und Interaktionsprozess – also ein sozial-kommunikatives Geschehen – ist, wird die sozial kompetente Gestaltung von Beratung zum Großteil bereits über die Methodenkompetenz abgedeckt. Allerdings ist zu bedenken, dass Beratung systemisch gesehen nicht nur die Kommunikation zwischen zwei Individuen, sondern die interdependente Interaktionen von Mitgliedern verschiedener Systeme ist. Als Pflegekraft ist es deshalb unabdingbar, diese Verflechtungen verstehen, analysieren und mitgestalten zu können. Dazu braucht sie Kenntnisse über ihr eigenes Betreuungssystem und das System ihres Patienten und muss die Fähigkeit entwickeln, diese Systeme zu vernetzen, die Schnittstellen zu überbrücken und andere Netzwerke einzubeziehen, um sich dadurch selbst zu entlasten. Lay und Haas-Unmüßig sprechen daher von Systemkompetenz (Lay; Haas-Unmüßig, 2001).

Der Fokus bei der **Personalkompetenz** liegt auf der Reflexion eigener Haltungen und Positionen bezogen auf das eigene Menschenbild, das eigene Gesundheits- und Pflegeverständnis und das eigene Beratungsverständnis der Pflegekraft. Der Berater und Anleiter bringt sich mit seiner eigenen Person (seinen „Strickmustern", biographischen Erfahrungen, Werten, Haltungen und Bewältigungsstilen) in den Beratungs- und Anleitungsprozess ein. Nur wenn die Pflegekraft über sich „selbst" reflektieren und über ihre eigenen Hintergründe und Einstellungen nachdenken kann, ist sie in der Lage, eine klare Berater- und Anleiterrolle einzunehmen und dabei Selbst- und Fremdbild differenziert wahrzunehmen.

Die ermittelten Kompetenzen aus dem Qualifikationsprofil und der 360° Analyse werden im Folgenden zusammengeführt. Dort wird dargestellt, welche Kompetenzen bei den Lernenden im Laufe der Ausbildung angebahnt, entwickelt und angeeignet werden sollten, damit sie Beratung und Anleitung in der Pflege inhaltlich und methodisch professionell gestalten können.

Fachkompetenz

- Fachkenntnisse zu allen beratungs- und anleitungsrelevanten Pflegephänomen, Pflegediagnosen und Themen in die Beratung und Anleitung einbeziehen (Fachkenntnisse zum Beratungsbedarf)

- Kenntnisse zur Doppelrolle von Bezugspersonen (Belastungen, Ressourcen) in den Beratungsprozess einbeziehen
- Beratungs- und Anleitungsmodelle und -strukturen für die Pflege kennen und berücksichtigen
- Analyseraster zur Erhebung von Anleitungsbedarf, Lernvoraussetzungen und Motivation kennen und in die Anleitungsplanung einbeziehen
- Anleitung als individuell strukturierten Lern- und Trainingsprozess verstehen
- Unterschiedliche Beratungskonzepte kennen und situativ umsetzen
- Beratung als Problemlösungs- und Beziehungsprozess verstehen
- Beratung und Anleitung als Aufgabenfeld der Pflege verstehen
- Feedbackregeln kennen und einbeziehen
- Kommunikationstheorien und -regeln kennen und einbeziehen
- Beratungs- und Anleitungsmethoden kennen und anwenden
- Wahrnehmungsprozesse kennen und einbeziehen
- Fachliche Grundlagen von Pflegehandlungen kennen und umsetzen
- Kenntnisse über Standards und Abläufe (Schmerzmanagement, Sturzprophylaxe, Entlassungsmanagement etc.) in Beratung und Anleitung einbeziehen
- Verfahrungen der Lernzielüberprüfung kennen und einbeziehen
- Evaluationsverfahren kennen und nutzen.

Methodenkompetenz

- Geeigneten Zeitpunkt für eine Beratung und Anleitung mit Patient bzw. Bezugspersonen planen
- Geeignete Räume (ruhig, ungestört) für Beratungsgespräche und Anleitung zur Verfügung stellen und vorbereiten
- Informations- und Anschauungsmaterial für Anleitung und Beratung vorbereiten

Beratung:

- Beratungsmodelle situationsgerecht und theoriegeleitet anwenden und begründen
- Beratungsangebote sowohl situiert und alltagsnah als auch geplant und strukturiert gestalten
- Beratungsprozesse bedarfs- und bedürfnisorientiert ausgestalten
- Kontaktaufnahme situationsgerecht gestalten und eine vertrauensvolle Beziehung aufbauen
- explizite und implizite Beratungsanlässe (Bedarf und Bedürfnisse) erkennen
- analytisch bzw. pflegediagnostisch denken (Hermeneutisches Fallverstehen)
- komplexe Probleme effektiv differenzieren und strukturieren
- Ressourcen des Individuums und des Systems identifizieren
- unterschiedliche Formen der Gesprächsführung anwenden
- Beratungsverhalten an den Gefühlen, Bedürfnissen und Kompetenzen des Patienten und seiner Angehörigen orientieren
- auf Gefühle, Widerstände der Patienten und Bezugspersonen eingehen und eine Auseinandersetzung mit diesen ermöglichen

- Nähe und Distanz innerhalb der professionellen Beratungsbeziehung gestalten
- eine wertschätzende, empathische und kongruente Beziehung aufbauen
- Emotionen in Gesprächsführung einbeziehen
- Beratungstechniken anwenden
- Beratungsziele gemeinsam mit Patient und Bezugsperson aushandeln
- Lösungsmöglichkeiten gemeinsam entwickeln
- bei der Entscheidungsfindung unterstützen
- den Patienten zur Übernahme von Eigenverantwortung und Selbstständigkeit motivieren
- Informationen zu Lösungsvarianten geben
- Informations- und Anschauungsmaterial in den Beratungsprozess integrieren
- Anzeichen einer Überforderung bei den Bezugspersonen erkennen, zur Einhaltung von Grenzen ermutigen und Hilfsangebote aufzeigen
- den Beratungsprozess retrospektiv reflektieren und bewerten (Evaluation)
- die Beratungsbeziehung beenden und Vereinbarungen treffen
- Beratungsprozess und Vereinbarungen mit Patienten und Bezugspersonen dokumentieren

Anleitung:

- Lernvoraussetzungen und Motivation der Patienten und Bezugspersonen zum Erlernen von Fertigkeiten erheben
- Gemeinsam mit Patienten und Bezugspersonen (prospektive) Lernziele aushandeln und planen
- Institutionelle und strukturelle Rahmenbedingungen bei der Anleitungsplanung berücksichtigen
- Geplante Anleitungsschritte dokumentieren
- Pflegeutensilien bei der Anleitung sicher handhaben
- Anleitung in vorstrukturierten Schritten durchführen: Demonstrieren, Nachmachen lassen, Üben und Vertiefen
- Handlungsschritte deutlich demonstrieren und erklären
- Lernschritte beobachten und regelmäßig Feedback geben
- Geeignetes Sprachniveau für Patient und Angehörige auswählen
- Fragen zulassen und beantworten
- Lernziele kontrollieren und Feedback geben (Evaluation der Anleitung), weitere Übungsschritte festlegen
- Anleitungsschritte und gelernte Fertigkeiten dokumentieren.

Sozialkompetenz

- Patienten und Bezugspersonen in ihren biografischen und lebensweltlichen Kontext wahrnehmen und akzeptieren
- Patienten und Bezugspersonen als gleichwertige Partner und Experten für ihr Leben anerkennen
- Familien- und Gruppendynamik in den Beratungs- und Anleitungsprozess einbeziehen

- systemische Zusammenhänge verstehen
- eigene Rolle im multiprofessionellen Team erkennen
- Mitglieder und Zusammenhänge im Betreuungssystem kennen
- andere Pflege- und Betreuungssysteme kennen
- Informations- und Kooperationsnetze aufbauen
- Beratung an fachkompetente Berater innerhalb des Kooperationsnetzes weitervermitteln
- im therapeutischen Team auf der Metaebene kommunizieren
- Beratungs- und Anleitungsergebnisse im multiprofessionellen Team kommunizieren
- multifaktorielle Einflüsse im systemischen Geflecht identifizieren und systemimmanente Grenzen erkennen
- durch Team- und Organisationsentwicklung bzw. (gesundheits-)politische Mitbestimmung Einfluss auf Rahmenbedingungen und Systeme nehmen (Change Management).

Personalkompetenz

- Das eigene Menschenbild und das eigene Pflege-, Gesundheits- bzw. Beratungsverständnis reflektieren
- eigene Kompetenzen und Grenzen, Selbst- und Fremdbild reflektieren
- eigene Deutungsmuster bzw. Emotionen, z. B. Ängste erkennen und reflektieren
- eigene Anleiter- und Beraterrolle reflektieren
- Grundhaltungen für Beratung und Anleitung entwickeln: Akzeptanz, Wertschätzung, Kongruenz und Geduld
- Konflikte erkennen und aushalten oder lösen
- sich auf die Emotionen der Patienten und Bezugspersonen einlassen
- Empathie für die Situation und Gefühle der Patienten und Bezugspersonen entwickeln
- Frustrations- und Ambiguitätstoleranz entwickeln, um mit dem Spannungsfeld divergierender Erwartungen umzugehen
- ethische Normen reflektieren und eigene Wertvorstellungen entwickeln
- Erwerb von Beratungskompetenz als lebenslangen Lernprozess verstehen
- eigenes Verhalten in der Anleitung und Beratung reflektieren
- eigene Emotionen, Kompetenzen und Grenzen (in Supervision und im Team) reflektieren.

3.4 Curriculare Einbettung

Da Anleitung und Beratung in der Pflegepraxis mit verschiedenen Pflegephänomenen und Krankheitsbildern verknüpft ist, empfiehlt es sich, die Kompetenzentwicklung zum Themenbereich 3 spiralig im Curriculum anzulegen. Die Rahmenlehrpläne der Bundesländer geben dazu unterschiedlich konkrete Empfehlungen (☞ Tab 1.1–1.5).

Die Autoren dieses Werkstattbuches schlagen nach ausführlicher Analyse der Rahmenlehrpläne folgende curriculare Konzeption (☞ Tab. 3.4) vor. Dabei werden die Themeneinheiten über drei Jahre verteilt. Vorschläge zu Inhalten, Methoden und Zeitrichtwerten sind ergänzt, ebenso Anregungen zur Theorie-Praxisvernetzung anhand von Praxisaufgaben (☞ Kapitel 3.5). Das Basisseminar Beratung und Anleitung wird in Kapitel 4 mikrodidaktisch aufbereitet und vorgestellt.

Ausbildungsjahr	Unterrichtseinheit	Inhalte	Methoden	Zeitrichtwerte
Einführungs-Block	Gesprächsführungsseminar	Wahrnehmungsprozess Kommunikationstheorien (Sender-Empfänger-Modell, Watzlawik) Gesprächsführung (Schulz von Thun) Äußere und innere Haltung Nonverbale Kommunikation Gesprächsarten Zuhören Fragen stellen Feedbackregeln Kommunikationshemmende und -fördernde Verhaltensweisen Gesprächsablauf Rahmenbedingungen	Vorstellung von Konzepten und Theorien Papier und Bleistift-Übungen Rollenspiele Übungen zu: • Nähe und Distanz, • Mimik und Gestik • Haltung *Praxisauftrag und -aufgabe:* • Wahrnehmung und Beobachtung • Gesprächsführung	3 Tage (24 Std.)
Ende des 1. Ausbildungsjahrs	Basisseminar Beratung und Anleitung Beratung und Anleitung exemplarisch an 1–2 Pflegethemen, z. B. Atmen, Bewegen, Ausscheiden, Körperpflege	Bedeutung von Beratung und Anleitung in der Pflege Begriffsklärung Beratungskompetenzen Rolle des Beraters Beratungsmodelle und -theorien Beratungsprozess Haltungen in der Beratung Beratungstechniken Paraphrasieren und Verbalisieren Refraiming und Systemische Fragen Pflegekonzepte und -phänomene zu Beratung und Anleitung Rahmenbedingungen für Beratung und Anleitung Anleitungskonzept Anleitungsplanung: Lernvoraussetzungen, Ziele, Lernschritte, Feedback Evaluation und Dokumentation von Beratung und Anleitung Beratung und Anleitung als Handlungsfeld der Pflege, Zukunftsperspektiven	*Praxisauftrag und -aufgabe* (☞ Kapitel 4.1): • Beratungsbedarf identifizieren • Beratungsschwerpunkte planen • Beratungsgespräche hospitieren und beschreiben • Anleitungsplanung	5 Tage (40 Std.)

Tab. 3.3: Spiralige Planung des Themenbereichs 3 über drei Ausbildungsjahre.

Ausbildungsjahr	Unterrichtseinheit	Inhalte	Methoden	Zeitrichtwerte
2. Ausbildungsjahr	Beratung und Anleitung integriert und verschränkt mit ausgewählten Pflegethemen (je nach Rahmenlehrplan der Länder und Praxisvernetzung)	Beratungs- bzw. Anleitungsschwerpunkte zu unterschiedlichen Pflegethemen, z. B.: • Sturzprophylaxe • Kontinenzförderung • Schmerzmanagement • Wundmanagement • Pflege onkologisch erkrankter Menschen • Pflege von Schwangeren, Wöchnerinnen • Pflege von gesunden und kranken Kindern und ihren Eltern	• Broschüren und Infoblätter für Patienten und Angehörige bewerten bzw. entwickeln • Beratungsleitfaden entwickeln *Praxisauftrag und -aufgabe:* • Beratungsleitfaden entwickeln • Beratungsgespräche führen und reflektieren	16 Std.
3. Ausbildungsjahr	Beratung und Anleitung integriert und verschränkt mit ausgewählten Pflegethemen (je nach Rahmenlehrpläne der Länder und Praxisvernetzung)	Beratungs- bzw. Anleitungsschwerpunkte zu unterschiedlichen Pflegethemen: • Pflege psychisch kranker Menschen • Pflege chronisch kranker Menschen • Pflege sterbender und ihrer Angehörigen	Rollenspiele	16 Std.
3. Ausbildungsjahr	Projektwoche: Entlassungsmanagement	Expertenstandard Entlassungsmanagement Entlassungsberatung als pflegerische Aufgabe	POL/Projekt (☞ Kapitel 4.2) *Praxisauftrag und -aufgabe:* • Entlassungsmanagement beschreiben und reflektieren • Entlassungsplanung entwickeln und Entlassungsberatung und -anleitung durchführen	3 Tage (24 Std.)
Gesamtstunden des Themenbereichs				110 Stunden

Tab. 3.3: *Fortsetzung*

3.5 Theorie-Praxis-Verknüpfung

Das Erlernen und Aneignen von komplexen beruflichen Handlungen wie Beratung und Anleitung von Patienten und Angehörigen kann nur ermöglicht werden, wenn die theoretische und praktische Ausbildung gezielt abgestimmt und vernetzt sind. Über den theoretischen Unterricht und simulierte Übungen (Rollenspiel) können in der Gesundheits- und Krankenpflegeschule ein Bewusstsein für die Bedeutung von Beratung und Anleitung angebahnt und erste Erfahrungen mit den Anleitungsschritten und Beratungsphasen gemacht und reflektiert werden.

Damit sich eine professionelle Handlungskompetenz in diesem Bereich entwickeln kann, muss Beratung und Anleitung in der Praxis in realen komplexen Pflegesituationen an individuellen Patienten bzw. Angehörigen weiter vertieft und geübt werden. Dabei werden jedoch **einige Einschränkungen und Schwierigkeiten beim Lernen in der Praxis** deutlich, die durch gezielte *Praxisbegleitung durch die Schule* aufgefangen werden sollten:

1. Das Handlungsfeld Beratung und Anleitung ist als explizites Aufgabenfeld der Pflege noch relativ jung. Dadurch bestehen in der Pflegepraxis zum Teil noch Unsicherheiten, wie Pflegeberatung und gezielte Anleitung zum einen in den Pflegealltag integriert und zum anderen individuell auf die Bedürfnisse der Patienten und Angehörige abgestimmt werden können. Für die Lernenden stehen daher im Vergleich zu anderen Handlungsfeldern deutlich weniger Vorbilder und Modelle zur Verfügung, an denen sie Beratungs- und Anleitungshandeln lernen können. Es ist davon auszugehen, dass die Praxisanleiter in der Pflegepraxis den Lernenden nur eingeschränkt Orientierung und Sicherheit bezogen auf Beratung und Anleitung geben können. Im Rahmen der Praxisbegleitung (Stöhr, 2005) ist es deshalb sinnvoll, die Praxisanleiter durch eine Schulung für dieses Handlungsfeld zu sensibilisieren. Dort würde auch das spiralige Ausbildungskonzept zu diesem Themenbereich vorgestellt werden, so dass die Praxisanleiter eine Vorstellung über die Lerninhalte, angestrebten Handlungskompetenzen und Übungssequenzen haben. So können sie die Lernenden bei ihren Lernerfahrungen in der Praxis gezielter unterstützen.

2. Zurzeit gibt es noch wenig Bereiche in der Pflege, in denen Beratung und Anleitung als geplante und strukturierte Pflegeintervention stattfindet. Dadurch ist es schwierig, bei der Einsatzplanung explizite Beratungseinsätze für die Lernenden zu ermöglichen. Dort, wo Beratung und Anleitung gezielt stattfindet, z. B. bei der Inkontinenz- und Stomaberatung, im Wundmanagement, in der Diabetesberatung und Asthmaschulung, ist es teilweise nur begrenzt möglich, Lernende einzusetzen. Für Einzelberatungen und -anleitungen ist häufig eine intime Atmosphäre von Bedeutung. Trotzdem lohnt es sich, im Rahmen der Lernortkooperation Bereiche zu identifizieren, in denen die Lernenden die Möglichkeit haben, Beratung und Anleitung gezielt zu erleben bzw. teilweise unter Anleitung selbst durchzuführen. Als Ersatz sind auch Bereiche denkbar, in denen Beratung durch andere Berufsgruppen, z. B. Ergotherapeuten oder Sozialarbeiter, durchgeführt wird. Lernende aus der Pflege können dort hospitieren und Beratungsgespräche beobachten (Hilfsmittelberatung in der Rehabilitation, in Krebs- und AIDS-Beratungsstellen etc.).

3. In Pflegesituationen integriert finden in jedem Praxisbereich fortlaufend Beratungs- und Anleitungssequenzen statt. Häufig werden diese aber von Pflegenden und folglich auch von Lernenden nicht als solche wahrgenommen. Hier bleiben günstige Lernsituationen ungenutzt. Aufgabe der Praxisbegleitung durch die Schule ist es deshalb, bei den Praxisanleitern und Lernenden ein Bewusstsein für die „versteckten"

und weniger expliziten Beratungs- und Anleitungselemente im täglichen Pflegehandeln zu schaffen. Tabelle 3.4 zeigt eine Übersicht über mögliche Beratungsthemen und anleitungsrelevante Fertigkeiten in verschiedenen Einsatzbereichen. Diese Dar-

Praxis-einsatzort	Beratungsthemen	Fertigkeiten zum Anleiten
Innere Medizin	Prophylaxen: Pneumonie, Thrombose, Obstipation Ernährungsberatung bei Diabetes mellitus Beratung zu Asthma bronchiale	Bewegungsübungen Atemübungen und atemunterstützenden Lagerungen BZ-Kontrolle Selbstinjektion Umgang mit Aerosolen
Chirurgie	Prothesen Umgang mit Gipsverbänden zu Hause Hilfsmittelberatung Stoma/Anus praeter	Stomaversorgung und Irrigation
Geriatrie Ambulante Pflege	Sturzprophylaxe Kontinenzförderung (Enterale) Ernährung Angehörigenberatung: Demenz	Hüftprotektoren Beckenbodentraining Toilettentraining Körperpflege PEG und enterale Ernährung
Onkologie Palliative Pflege	Symptommanagement: • Fatigue • Schmerzmanagement • Übelkeit und Erbrechen • Infektionsprophylaxe und Fieber • Schleim- und Hautpflege	Entspannungsübungen Lagerung, Kinästhetik Schmerzpumpe, Port, Schmerzpflaster Desinfektion
Pädiatrie	Elternberatung Ernährung	Sondieren Absaugen Hautpflege
Gynäkologie Entbindung	Körperbildveränderung Stillberatung	Prothese und Wundpflege Infant Handling, Baden und Wickeln des Neugeborenen
Rehabilitation	Hilfsmittel Symptommanagement Familie und soziales Umfeld veränderte Sexualität	Erektionshilfsmittel Mobilisationshilfsmittel
Prävention	Gesundheitsberatung: • Rauchentwöhnung • Krebsprävention • Impfberatung • Ernährungsberatung	Selbstuntersuchung der Brust
Psychiatrie	Medikamentennebenwirkungen Epilepsie Angehörigenberatung: Depression, Psychose	
Nachtdienst	Schlafstörungen	
Generell	Entlassungsberatung	

Tab. 3.4: In Pflegesituationen integrierte Beratungs- und Anleitungselemente, zugeordnet zu Praxisfeldern.

stellung ist als Ideenpool zu verstehen, der sich erweitern und auf die entsprechenden Praxisbereiche anpassen lässt. Um Lernangebote bestimmter Praxisbereiche zu identifizieren, kann es sinnvoll sein, mit den Praxisanleitern gemeinsam zu analysieren, in welchen typischen Pflegesituationen Beratungs- und Anleitungselemente integriert sind. Dadurch wird allen Beteiligten bewusst, an welchen Stellen Beratungs- und Anleitungshandeln geübt werden kann.

4. Beratung und Anleitung von Patienten und Angehörigen findet im Moment meist ungeplant und spontan in das Pflegehandeln integriert statt. Dadurch ist es schwer, Beratungs- und Anleitungssequenzen vorzubereiten und gezielt als Lernsituation zu nutzen. Dieser Zustand ist fast für jegliches kommunikatives und pädagogisches Handeln in der Pflege gültig und hat zur Folge, dass Kommunikation wenig explizit in der Praxis geübt wird. Auch für die Praxisbegleitung durch Pflegelehrer von der Schule sind Beratungsgespräche und Anleitungssequenzen sehr schwer planbar und damit kaum strukturiert zugänglich. Es besteht die Tendenz, Kommunikation nicht als eine erlernbare Kompetenz, sondern als relativ stabile Persönlichkeitseigenschaft zu betrachten. Lernbegleiter neigen daher dazu, weniger Feedback zum kommunikativen Verhalten der Lernenden zu geben. Daher ist es wichtig, die Praxisanleiter vor Ort zum Erwerb kommunikativer Kompetenzen zu sensibilisieren und sie zu ermutigen, den Lernenden Feedback zu diesem Lernbereich zu geben.

Tab. 3.4: *Fortsetzung*

5. Spontane Beratungsgespräche können vorab nicht als Lernsituation vorbereitet werden. Daher bleibt nur die Möglichkeit, sie rückwirkend als Lernmöglichkeit zu nutzen. Dazu ist es wichtig, die Situation bewusst zu reflektieren und Lerneffekte zu benennen. Hierfür gibt es verschiedene **Lernarrangements:**

- Mit Hilfe eines *Lerntagebuchs* und *Reflexionsfragen* Beratungsgespräche und Anleitungssequenzen nachträglich beschreiben und analysieren
- die beschriebenen Situationen mit dem Praxisanleiter besprechen und ein gemeinsames Fazit ziehen
- die beschriebenen Situationen in einem *Praxisbericht* zusammenfassen, mit dem Praxis begleitenden Lehrer besprechen und Erkenntnisse bewusst machen
- Erlebte Situationen im *Unterricht* aufgreifen und gemeinsam mit der Klasse besprechen und bewerten bzw. nach Alternativen suchen. Schwierige Beratungsgespräche können nochmals im *Rollenspiel* nachgespielt werden, um den Verlauf zu analysieren oder verschiedene Alternativen auszuprobieren und zu reflektieren. Dazu eignen sich Schultage während des Einsatzes, Gruppentreffen von Lernenden mit dem Praxisbegleiter der Schule und evtl. dem Praxisanleiter aus der Pflegepraxis (Reflexionstag in der Mitte des Einsatzes) oder Auswertungsstunden am Ende des Praxiseinsatzes und zu Beginn des nächsten Unterrichtsblocks. Es ist sinnvoll, dass diese Auswertungen von dem Lehrer durchgeführt werden, der die Unterrichtseinheiten zu Beratung und Anleitung gestaltet hat. So kann er eine Verknüpfung zwischen Theoriekonzepten und den Erfahrungen in der Praxis herstellen.

Wie in der curricularen Konzeption bereits aufgeführt, ist es wichtig, den Lernenden explizite Praxisaufträge und -aufgaben zum Themenbereich „Unterstützen, Anleiten,

Beraten" zu geben. Das führt zu einer gezielten Verknüpfung von Theorie und Praxis. Dabei ist es von Bedeutung, dass sich der Schwierigkeitsgrad langsam über die Dauer der Ausbildung steigert. Zu Beginn üben die Lernenden nur Teilbereiche der vollständigen beruflichen Handlung, die dann zu immer komplexer werdenden Handlungsbezügen aufgebaut werden:

1. Üben und Schulen der Wahrnehmung und Beobachtung bezogen auf bestimmte Situationen, Bedürfnisse und Wünsche, ATLs oder Pflegephänomene
2. Beschreiben und analysieren bestimmter Gesprächssituationen
3. Üben von Erstgesprächen, Pflege begleitenden Gesprächen, Gesprächen mit Angehörigen
4. Beratungsbedarf und -bedürfnisse bei Patienten und Angehörigen identifizieren
5. Beratungsschwerpunkte für bestimmte Patientengruppen oder individuelle Patienten planen
6. Beratungsgespräche hospitieren, beschreiben, bewerten und eigene Erkenntnisse daraus ziehen
7. Anleitungssequenzen schriftlich planen unter Einbeziehung der Lernvoraussetzungen, Lernbedürfnisse, motivationalen Voraussetzungen und individuell angepassten Lernschritten
8. Beratungsleitfaden für eine bestimmte Patientengruppe entwickeln
9. Beratungsgespräche selbst führen und reflektieren
10. Entlassungsmanagement beschreiben und reflektieren
11. Entlassungsplanung mitentwickeln und Entlassungsberatung und -anleitung mit Praxisanleitern durchführen

Ein Vorschlag zur Gestaltung eines Praxisauftrages ist im Kapitel 6 (☞ Arbeitsblatt F) beigefügt.

4 Mikrodidaktische Umsetzung der exemplarischen Lernsituationen

In diesem Teil des Werkstattbuches werden konkrete Vorschläge zur Unterrichtsgestaltung für ein Basisseminar zu Beratung und Anleitung und für einen problemorientierten Lernzugang zum Entlassungsmanagement gegeben. Die Unterrichtsplanungen sind als Ideenpool und Anregung zu verstehen, die Lehrende bei ihrer eigenen Unterrichtsvorbereitung inspirieren sollen.

4.1 Basisseminar „Beratung und Anleitung"

Im Rahmen der curricularen Konzeption (☞ Kapitel 3.4) wird vorgeschlagen, dass am Ende des 1. Ausbildungsjahres – aufbauend auf ein dreitägiges Gesprächsführungsseminar im Einführungsblock – ein Basisseminar zu Beratung und Anleitung angeboten wird. Die Gesamtübersicht (☞ Tab. 4.1) zeigt, wie sich die Inhalte auf die fünf Seminartage verteilen und unter welchem Tagesthema die einzelnen Seminartage stehen. Danach folgen nach Tagen gegliederte detaillierte Unterrichtsentwürfe.

In der Unterrichtsplanung sind einige der angestrebten Zieldimensionen den einzelnen Unterrichtssequenzen zugeordnet. Die Autoren dieses Werkstatbuches weisen jedoch darauf hin, dass nicht mit jeder Unterrichtsequenz kleine Teilkompetenzen erreicht werden können. Viele der Kompetenzen entwickeln sich beiläufig und sind nicht planbar. Darüber hinaus sind viele nur im Zusammenhang mit Praxisaufgaben und Erfahrungen sowie deren Reflexion erreichbar. Da diese individuell sehr verschieden sind, können die Kompetenzen keinen linearen Schrittfolgen zugeordnet werden. Deswegen können auch nicht alle in Kapitel 3.3 aufgeführten Teilkompetenzen systematisch den verschiedenen Tagen zugeordnet werden. Einige finden sich jedoch in der Seminarplanung sowie den Arbeitsvorschlägen wieder.

Zu jedem Seminartag werden *Arbeitsvorschläge* gemacht. Sie enthalten didaktische Hinweise und Begründungen zum Vorgehen. Die methodischen Hinweise zeigen Möglichkeiten der Moderation und Diskussion auf. Im Anhang befinden sich zu einigen der Arbeitsvorschläge Kopievorlagen.

Bei der Seminarplanung wird von einem Stundenkontingent von viermal 90 Minuten pro Seminartag ausgegangen. Es werden jedoch nicht immer alle Zeiten bis ins Detail verplant, um dem Pflegelehrer flexible Zeitfenster für die individuelle *Zeitgestaltung* zu lassen. Da teilweise verschiedene Methodenvorschläge zur Auswahl gegeben werden, werden Unterrichtseinheiten zeitlich offen gelassen und mit einem Fragezeichen (?) versehen. Je nach gewählter Methode kann die zeitliche Planung entsprechend angepasst werden. Die Zeitangaben geben ungefähre Zeitrichtwerte für die Arbeitsvorschläge vor. Die Pausen sollten im Verlauf des Seminars flexibel und abhängig von sinnvollen Zäsuren im Seminar geplant werden; daher wurde nicht immer ein konsequenter 90 Minuten-Rhythmus vorgegeben.

	Tag 1	Tag 2	Tag 3	Tag 4	Tag 5
Tagesthema	**Beratung und Anleitung als pflegerisches Handlungsfeld**	**Beratung als Prozess**	**„Beratung will gelernt sein"**	**Gezielte Beratung**	**Anleitung in Schritten**
Inhalte	Bedeutung von Beratung und Anleitung in der Pflege Edukative Pflegeinterventionen, Begriffsklärung Beratungskompetenzen Kriterien guter Beratung Beratungsprozess Beratungsanlässe in der Pflege Rahmenbedingungen für Beratung	Diagnostizieren von Beratungsbedarf und -bedürfnissen Beratungsinhalte Beratungsleitfaden Beratungsmodelle Pflegetheorien und Rolle des Beraters	Haltungen in der Beratung Beratungstechniken Kriterien „guter" Beratung Beratungsgespräche	Pflegephänomene in der Beratung und Anleitung: • Krise • Coping • Compliance • Hoffnung • Selbstwirksamkeit • Wissensdefizit • Kohärenzsinn • Empowerment Angehörigenberatung Beratungsgespräche	Anleitungskonzept Anleitungsbedarf Anleitungsplanung: • Lernvoraussetzungen • Lernziele • Lernschritte • Feedback Evaluation und Dokumentation von Beratung und Anleitung Zukunftsperspektiven des Handlungsfeldes Seminarabschluss

Tab. 4.1: Wochenplan über Basisseminar „Beratung und Anleitung".

4.1.1 Beratung und Anleitung als pflegerisches Handlungsfeld – Tag 1

Einen Überblick über den geplanten Verlauf des ersten Tages im Rahmen des Basisseminars gibt Tabelle 4.2.

Zeit (Minuten)	Phase	Sozialform/Methode	Zieldimension	Medien/ Materialien
10	Einstieg	Plenum: Vorstellung der Seminarwoche	Orientierung Interesse wecken	Flipchart/Plakat Arbeitsvorschlag 1a
30	Einstieg Sensibilisierung	Plenum: gelenktes Unterrichtsgespräch *Warum sind Beratung und Anleitung für die Pflege von Bedeutung?*	Lernende kennen Beratung und Anleitung als Aufgabenfeld der Pflege sowie gesundheitspolitische Einflussfaktoren	Tafel/Flipchart Arbeitsvorschlag 1b
45 – ?	Erarbeitung	Einzelarbeit: Textarbeit *Berufspolitische Zusammenhänge erfassen*	Lernende erkennen Zusammenhänge und Einflüsse	Texte Arbeitsvorschlag 1c
Pause				
30	Erarbeitung	Plenum: Dozentenvortrag *Begriffsbestimmung: Edukatives Handeln in der Pflege*	Lernende kennen unterschiedliche Möglichkeiten edukativen Handelns	Folien/Arbeitsblatt A (☞ Kapitel 6) Arbeitsvorschlag 1d

Tab. 4.2: Unterrichtsplanung für Tag 1.

Zeit (Minuten)	Phase	Sozialform/Methode	Zieldimension	Medien/ Materialien
30	Erarbeitung	Gruppenarbeit *Beratungs- und Anleitungskompetenzen*	Lernende diskutieren und analysieren notwendige Kompetenzen und Bedingungen	Wandzeitung Moderationskarten (vier Farben) Arbeitsvorschlag 1e
30	Präsentation Synthese	Plenum *Beratungs- und Anleitungskompetenzen*	Lernende diskutieren und analysieren notwendige Kompetenzen und Bedingungen Lernende reflektieren die eigene Beraterrolle, eigene Kompetenzen und Grenzen Lernende verstehen den Erwerb von Beratungskompetenz als lebenslangen Lernprozess	Wandzeitung Moderationskarten (vier Farben) Arbeitsvorschlag 1f
Pause				
30	Erarbeitung	Plenum: Brainstorming *Kriterien guter Beratung*	Lernende kennen Kriterien einer guten Beratung Lernende reflektieren ihr eigenes Beratungsverständnis	Flipchart Tafel Arbeitsvorschlag 1g
45	Erarbeitung	Plenum: gelenktes Gespräch *Beratungsprozess*	Lernende verstehen Beratung als Problemlöse- und Beziehungsprozess Lernende erkennen die Wichtigkeit diverser Methodenkompetenzen	Arbeitsblatt B (☞ Kapitel 6) Arbeitsvorschlag 1h
Pause				
30	Erarbeitung Analyse	Partnerarbeit: Textarbeit *Voraussetzungen für Beratung* *Beratungsbedarf und -bedürfnisse*	Lernende erkennen die Wichtigkeit, • den geeigneten Zeitpunkt für Beratung zu finden • geeignete Räumlichkeiten zur Verfügung zu stellen Lernende differenzieren zwischen situierten, alltagsnahen und geplanten, strukturierten Beratungsgesprächen Lernende differenzieren Beratungsbedarf und -bedürfnisse	Text C (☞ Kapitel 6) Arbeitsvorschlag 1i
4–5	Synthese	Plenum		Arbeitsvorschlag 1j
5	Abschluss	Zusammenfassung und Ausblick auf den nächsten Tag		

Tab. 4.2: *Fortsetzung*

Arbeitsvorschläge zu Tag 1

Arbeitsvorschlag 1a: *Seminarüberblick*

Zu Beginn der Woche stellt der Lehrende auf einem Flipchart den Ablauf des Seminars vor. Die Lernenden erhalten dadurch eine Orientierung und sollen neugierig gemacht werden auf die vor ihnen liegende Woche. Damit die Lernenden immer wissen, wo sie stehen, bleibt das Plakat sichtbar im Raum hängen. So ist für alle transparent, was bereits bearbeitet wurde und was noch bewältigt werden muss. Zu Beginn der Seminartage kann anhand dieser Übersicht der Tag in das gesamte Seminar eingeordnet werden. Teil und Ganzes werden für alle deutlich.

Arbeitsvorschlag 1b: *Begründung des Handlungsfeldes Beratung und Anleitung (Gelenktes Gespräch)*

Zu Beginn des Seminars ist es wichtig, die Lernenden für das Thema „Beratung und Anleitung" zu sensibilisieren. In einer Diskussion tragen sie zusammen, warum das Thema Beratung und Anleitung im Gesundheitswesen und in der Pflege an Bedeutung zunimmt. Durch diese Diskussion soll deutlich werden, wie vielschichtig das Thema Anleitung und Beratung ist und wie viele multidimensionale Einflussfaktoren die Professionalisierungsdebatte zu diesem Handlungsfeld beeinflussen.

Der Lehrende zeigt auf, dass in der Pflege in diesem Zusammenhang zurzeit ein Paradigmenwechsel stattfindet. Deswegen muss von den Auszubildenden Pionierarbeit geleistet werden. Das heißt, dass es für die Lernenden darum geht, kreativ neue Konzepte zu entwickeln und verschiedene Varianten auszuprobieren. Die Lernenden können sich bewusst werden, dass das Thema noch nicht zu Ende gedacht und noch nicht klar in einem Konzept formuliert ist, sondern dass sich gerade in der Pflege hier einiges bewegt und sie als Lernende mitten in diese Entwicklungsschritte integriert sind. Im Sinne von subjektorientiertem konstruktivistischem Lernen dient diese Sequenz dazu, dass die Lernenden an ihr Vorwissen anknüpfen und mit ihren Ideen und Erfahrungen an das Thema andocken. Alle Ideen werden durch den Lehrenden gesammelt, visualisiert und gemeinsam diskutiert sowie kommentiert.

Mögliche Argumente sind:
- Förderung des mündigen Patienten
- Forderung nach oder von informierten Patienten
- Kostenersparnis
- Krankenhausverweildauerverkürzung (DRG)
- Reduktion von Rehospitalisierungen
- Förderung der Selbstständigkeit und Selbstpflege von Patienten
- Beteiligung von Angehörigen (Familienorientierte Pflege)
- Verstärkte Betreuung im häuslichen Bereich
- Professionalisierung der Pflege
- Aufgabenerweiterung der Pflege
- Einführung nationaler Expertenstandards
- Eigenständiger Aufgabenbereich im Krankenpflegegesetz (§ 3 KrPflG, 2003)

Theoriehintergrund für die Lehrenden: ☞ Kapitel 1.2

Arbeitsvorschlag 1c: *Berufpolitische Zusammenhänge erfassen (Einzelarbeit mit Texten)*

Die Lernenden bekommen verschiedene Texte, die sie in Einzelarbeit bearbeiten, um ihren Blickwinkel zu erweitern und weitere Argumente für Beratung und Anleitung zusammenzutragen. Sie lernen dabei, ihr analytisches Textverständnis zu vertiefen, denn in keinem der Texte sind alle Argumente sofort zu identifizieren. Nach der Textarbeit werden die bereits gesammelten Argumente um die neu gewonnenen Erkenntnisse erweitert und visualisiert.

Die Dauer dieser Seminarsequenz richtet sich nach der Länge der ausgewählten Texte und nach dem Textverständnis der Lernenden. Die Texte haben unterschiedliche Abstraktionsgrade und können so individuell an die Lerngruppe und im Sinne der Binnendifferenzierung an den einzelnen Lernenden angepasst werden. Die Texte können auch als Vorbereitung auf das Seminar vorab als Hausaufgabe oder Aufgabe zum Selbststudium ausgegeben werden.

Literatur zur Textarbeit:

- *Pflege heute,* Lehrbuch für Pflegeberufe. 3. Aufl. München: Elsevier 2004, S. 302–304.
- Abt-Zegelin, A.: Neue Aufgaben für die Pflege: Patientenedukation. Die Schwester/Der Pfleger, 39. Jg. (2000) 1, S. 56–59.
- Doll, A.; Hummel-Gaatz, S.: Lernfeld Beratung in der Pflege. PrInterNet, 8. Jg. (2006) 4, S. 206–207.
- Feldhaus-Pulmin, E.: Beratung in der Pflege – Grundlagen in der Ausbildung legen. Pflegezeitschrift, 58. Jg. (2005) 10, S. 640–642.
- Huber, M.: Beratungskonzepte in der Pflege: Die Lücke zum Patienten schließen. Pflegezeitschrift, 58. Jg. (2005) 2, S. 107–110.
- Knelange, C.; Schieron, M.: Beratung in der Pflege – als Aufgabe erkannt und professionell ausgeübt? Pflege und Gesellschaft, 1. Jg. (2000)5, S. 4–11.
- Koch-Straube, U.: Beratung in der Pflege. Stuttgart: Huber 2001, S. 63–77.
- London, F.: Informieren, Schulen, Beraten. Bern: Springer 2000, S. 21–32.
- Poser, M.; Schneider, K: Leiten, Lehren, Beraten. Stuttgart: Huber 2005, S. 387–388.
- Sailer, M.: Praxishandbuch Patientenedukation. Elchingen: WK-Fachbücher 2004, S. 15–19.
- Schnabel, M.; Krämer, U.: Pflegeberatung: Autonomie und Lebenswelt der Patienten bilden die Basis. Pflegezeitschrift, 57. Jg. (2004) 4, S. 237–241.
- www.patientenedukation.de.

Arbeitsvorschlag 1d: *Begriffsbestimmung „Edukatives Handeln in der Pflege" (Dozentenvortrag)*

In der Pflege gibt es ein Sammelsurium verschiedener Begriffe, die in Bezug zu pädagogischem bzw. edukativem Handeln in der Pflege stehen:

- Information
- Patienten- und Angehörigenedukation
- Schulung

- Beratung
- Beratung in der Pflege
- Patientenberatung
- Pflegeberatung
- Anleitung
- Instruktion
- Unterweisung
- Aufklärung
- (Psycho-)Therapie.

Die Begriffe überschneiden sich teilweise in ihrer inhaltlichen Bedeutung, werden von Autoren unterschiedlich genutzt und inhaltlich belegt. Daher ist es von Bedeutung, zu Beginn der Seminarreihe im Ansatz den Versuch zu unternehmen, die Begriffe zu klären, zu definieren bzw. voneinander abzugrenzen. Für die Verständigung im Seminar, in der Schule, für die Praxisaufträge und Prüfungssituationen sollte es eine einheitliche Begriffsdefinition geben.

Methodisch bietet sich hier ein Dozentenvortrag an. Wichtig bei der Begriffsklärung ist die Abgrenzung von der ärztlichen Aufklärung und psychotherapeutischen Intervention. Hier besteht immer wieder Sorge von Pflegenden, Grenzen zu anderen Professionen zu überschreiten. Diese Bedenken sollten aufgegriffen und diskutiert sowie die gesetzlichen Bestimmungen zum Thema Aufklärung mit herangezogen werden. Alternativ können die Lernenden selbst versuchen, mit Hilfe von Büchern, Artikeln bzw. dem Internet die Begriffe zu klären und Definitionen zu finden.

Literatur zum Arbeitsvorschlag:

- Literatur zu Arbeitsvorschlag 1c ☞ oben.
- Anderson, K.; Anderson, L.: Springer Lexikon Pflege. Berlin: Springer 2000.
- Georg, J.; Frowein, M. (Hrsg.): Pflege Lexikon. Wiesbaden: Ullstein Medical 1999.
- Pschyrembel Wörterbuch Pflege. Hrsg. von: Wied, S.; Warmbrunn, A. Berlin: Walter de Gruyter 2003.
- Schneider, K.: Neue Arbeitsfelder in der Pflege. Unterricht Pflege, 7. Jg. (2002) 4, S. 2–8.

Arbeitsvorschlag 1e: *Beratungs- und Anleitungskompetenzen (Gruppenarbeit)*

Nachdem deutlich geworden ist, wie breit das Handlungsfeld Beratung und Anleitung ist, haben die Lernenden eine Vorstellung bzw. erste Ideen, welche Fähigkeiten, Kompetenzen, Eigenschaften eine beratende oder anleitende Pflegeperson braucht, um den diversen Erwartungen gerecht zu werden. In der subjektorientierten Didaktik ist es von Bedeutung, diese Ideen und Vorstellungen zu „bergen" und in die weitere Diskussion mit einzubeziehen. Dazu wird der Kurs in mehrere möglichst gemischte Kleingruppen (ca. vier bis sechs Lernende) eingeteilt. An der Wand oder Moderationstafel wird auf eine große Wandzeitung der Umriss einer beratenden oder anleitenden Pflegekraft gezeichnet.

Die Kleingruppen erhalten den Auftrag, zu sammeln, welche Fähigkeiten, Eigenschaften oder Kompetenzen die beratende oder anleitende Pflegeperson braucht, um ihrer Aufgabe gerecht zu werden. Die Kleingruppe wird aufgefordert, die Fähigkeiten auf verschiedenfarbige Karten zu schreiben. Dabei sollen sie die Fähigkeiten oder Eigenschaften nach folgenden Kriterien ordnen:

- Kopf: *Was braucht die Pflegende im Kopf, um gut beraten und anleiten zu können?* (kognitive Fähigkeiten)
- Herz: *Was braucht die Pflegende im Herzen, um gut beraten und anleiten zu können?* (affektive, emotionale Fähigkeiten)
- Hand: *Was braucht die Pflegende in der Hand, um gut beraten und anleiten zu können?* (methodische, psychomotorische Fähigkeiten)
- Fundament: *Auf welcher Basis steht die Pflegende, um gut beraten und anleiten zu können?* (Rahmenbedingungen, Hintergrund).

Die Kleingruppen haben 30 Minuten Zeit, um in ihren Gruppen die Inhalte zu erarbeiten und auf Karten festzuhalten.

Arbeitsvorschlag 1f: *Beratungs- und Anleitungskompetenzen (Synthese)*

Nach den Gruppenarbeiten werden die Ergebnisse im Plenum zusammengetragen. Dazu stellt jeweils ein Gruppenmitglied die Gruppenergebnisse vor und heftet die vorgetragene und erläuterte Moderationskarte an den entsprechenden Platz auf der Wandzeitung: an den Kopf, das Herz, die Hand und das Fundament der beratenden und anleitenden Pflegekraft. Erst stellen alle Gruppen ihre Ergebnisse vor. Im Anschluss daran diskutieren die Lernenden die Ergebnisse und ziehen daraus ein Fazit.

Mögliche Moderationsfragen:

- Was bedeutet diese Breite von Kompetenzen für die Pflegekraft?
- Was bedeutet die Fülle von Kompetenzen für dieses Seminar bzw. die Pflegeausbildung?
- Sehen die Lernende Schwerpunkte in der Verteilung der Kompetenzen oder sind alle Bereiche gleichbedeutend?
- Gibt es Prioritäten?
- Welche Kompetenzen sind bei den Lernenden bereits vorhanden, welche müssen weiter ausgebildet werden?

Der Lehrende fasst die Erkenntnisse zum Abschluss zusammen, ergänzt vergessene Kompetenzen und hebt dabei hervor, welche er für besonders wichtig erachtet. Er zeigt auf, welche Kompetenzen in diesem Seminar und im weiteren Verlauf der Pflegeausbildung angebahnt und vertieft werden sollen. Die Lernenden haben zum Ende des ersten Ausbildungsjahres bereits einige Erfahrungen in der Pflege gesammelt und auch verschiedene (schwierige) Gesprächssituationen erlebt, sodass sie die Notwendigkeit einer Kompetenzerweiterung aufbauend auf das Gesprächsführungsseminar im Einführungsblock erkennen werden. Außerdem macht der Lehrende deutlich, dass der Erwerb von Beratungskompetenz nicht eine einmalige Sache, sondern ein lebenslanger Lernprozess ist. Das in dieser Unterrichtssequenz entstandene Plakat sollte während des gesamten Seminars präsent sein und immer wieder in den Unterricht einbezogen werden.

Theoriehintergrund für die Lehrenden: ☞ Kapitel 3.3

Arbeitsvorschlag 1 g: *Kriterien einer guten Beratung (Brainstorming)*

Mit Hilfe eines Brainstormings sammeln die Lernenden im Plenum, was eine gute Beratung im Allgemeinen oder in der Pflege im Speziellen ausmacht. Um an eigene Erfahrungen mit Beratung anzuknüpfen, fordert der Lehrende sie auf, an bestimmte Situationen zu denken, wie z. B. Lernberatung, Berufsberatung, Beratung beim Kauf eines Kleidungsstückes, eines Handys, eines Musikinstruments. Gemeinsam wird unstrukturiert gesammelt, welche Elemente bedeutsam sind. Die Sammlung bleibt im Laufe des Seminars sichtbar und kann immer wieder in den Unterricht einbezogen werden.

Arbeitsvorschlag 1h: *Beratungsprozess (Gelenktes Gespräch)*

Anknüpfend an die gesammelten Kriterien für eine gelungene Beratung wird der Beratungsprozess vorgestellt. Der Lehrende zeigt auf, dass es diverse Phasenmodelle in der Beratungslandschaft gibt und verschiedene Vorgehensweisen ihre Berechtigung haben. Es kann sinnvoll sein, verschiedene Phasenmodelle vorzustellen oder eins auszuwählen und die Auswahl zu begründen. Die Autoren des Buches erarbeiteten ein Phasenmodell angelehnt an den Pflegeprozess (☞ Kapitel 2.1) und halten die Einführung dieser Schritte für die Pflege als brauchbar. Gleichzeitig lässt dieses Modell Spielraum für die methodische Umsetzung im Unterricht: es kann sowohl verhaltensorientiert als auch humanistisch oder systemisch genutzt werden.

Mit Hilfe des Arbeitsblattes B (☞ Kapitel 6) stellt die Lehrende das „Sechs-Phasen-Modell" vor. Im gelenkten Gespräch kann gemeinsam mit den Lernenden die Bedeutung der jeweiligen Phase und das konkrete Beraterverhalten gesammelt und erarbeitet werden. Sinnvoll ist es dabei, die Erkenntnisse aus dem Brainstorming zum „gelungenen Beratungsgespräch" und zu den Beratungskompetenzen einzubeziehen. In der Regel findet das Phasenmodell große Akzeptanz, da es bei den Lernenden einen „Aha-Effekt" hervorruft. Sie erkennen, dass durch das Einhalten der sechs Schritte viele der erarbeiteten Gütekriterien umgesetzt werden. Das Phasenmodell gibt auch die Strukturierung der weiteren Tage vor, da mit den Lernenden in den nächsten Tagen die Kompetenzen zu den sechs Phasen angebahnt werden.

Theoriehintergrund für die Lehrenden: ☞ Kapitel 2.1, Arbeitsblatt B (Dozentenexemplar) ☞ Kapitel 6.

Arbeitsvorschlag 1i: *Voraussetzungen für Beratung (Partnerarbeit)*

Diese Unterrichtseinheit dient dazu, sich zum Ausklang des Tages Zeit für die Rahmenbedingungen von Beratung zu nehmen und diese ausführlich zu diskutieren. Im Verlauf des Seminars kann es nämlich immer wieder vorkommen, dass die Lernenden einwenden, dass Beratung in der Pflegepraxis nicht umsetzbar sei, weil dazu die Zeit, geeignete Räumlichkeiten sowie das notwendige Personal fehlen. Von Seiten der Lehrenden gilt es, diese Befürchtungen nicht zu bagatellisieren oder zu übergehen. Sie kämen sonst immer wieder durch die „Hintertür" ins Seminar zurück. Andererseits ist es wichtig, dass das innovative Potenzial rund um das neu konzeptualisierte Handlungsfeld Beratung und Anleitung mit „Totschlagargumenten" nicht erstickt wird.

Arbeitsblatt C (☞ Kapitel 6) bietet einen Sachtext mit Leitfragen zum Thema „Voraussetzungen von Beratung". Die Lernenden können in Partnerarbeit die Leitfragen klären und zu zweit diskutieren.

Arbeitsvorschlag 1j: *Voraussetzungen für Beratung (Synthese)*

Zum Abschluss werden die Ergebnisse aus der Partnerarbeit im Plenum zusammengetragen und diskutiert. Innerhalb der Diskussion ist es wichtig, deutlich zu machen, dass es zu einem Bewusstseinswandel bei Pflegenden kommen kann, und auch die Bereitwilligkeit da sein muss, sich für die Veränderung von Strukturen einzusetzen. Bei den Lernenden gilt es, die Bereitschaft und Motivation für Changemanagement bzw. Organisationsentwicklung auszubilden und die Bedeutung berufspolitischer Arbeit zu verdeutlichen. Um sich als einzelne Pflegeperson jedoch nicht zu überfordern, können hier das systemische Zusammenwirken vieler struktureller und organisatorischer Rahmenbedingungen und systemimmanente Grenzen aufgezeigt werden. Den Lernenden wird deutlich gemacht, dass es bei der Bewältigung neuer und komplexer Aufgaben darum geht, Frustrations- und Ambiguitätstoleranz zu entwickeln, um mit dem Spannungsfeld divergierender Erwartungen professionell umzugehen.

4.1.2 Beratung als Prozess – Tag 2

Tabelle 4.3 gibt einen Überblick über den Verlauf des zweiten Unterrichtstages.

Zeit (Minuten)	Phase	Methode/Sozialform	Zieldimension	Medien/ Materialien
10	Einstieg	Plenum: Begrüßung, Zusammenfassung des gestrigen Tages; Vorstellung des Tagesplans	Orientierung Anknüpfen an Vortag Interesse wecken	Flipchart: Seminarplan
30	Erarbeitung	Kleingruppen: Gruppenarbeit *Beratungsanlässe und -inhalte in der Pflege*	Lernende erkennen explizite und implizite Beratungsanlässe	Arbeitsvorschlag 2a Medien zur Präsentation
30	Präsentation Synthese	Plenum: Präsentation der Gruppenarbeit *Beratungsanlässe und -inhalte in der Pflege*	Lernende erkennen explizite und implizite Beratungsanlässe Lernende erkennen die Bandbreite von Beratungsanlässen	Arbeitsvorschlag 2b Medien zur Präsentation
Pause				

Tab. 4.3: Unterrichtsplanung für Tag 2.

Zeit (Minuten)	Phase	Methode/Sozialform	Zieldimension	Medien/ Materialien
20–30	Erarbeitung	Plenum: Gelenktes Unterrichtsgespräch *Diagnostizieren von Beratungsbedarf und -bedürfnissen*	Lernende denken analytisch und pflegediagnostisch Lernende differenzieren und strukturieren effektiv komplexe Probleme	Arbeitsvorschlag 2c Evtl. Folien
20–30	Erarbeitung Übung Analyse	Kleingruppe: Gruppenarbeit *Diagnostizieren von Beratungsbedarf und -bedürfnissen*	Lernende denken analytisch und pflegediagnostisch Lernende differenzieren und strukturieren effektiv komplexe Probleme Lernende identifizieren Ressourcen des Individuums und des Systems	Arbeitsvorschlag 2d Fall-Darstellung Arbeitsblatt D (☞ Kapitel 6) Medien zur Präsentation
30	Präsentation Synthese	Plenum: Präsentation der Gruppenarbeit *Diagnostizieren von Beratungsbedarf und -bedürfnissen*	dito	Arbeitsvorschlag 2e Medien zur Präsentation
Pause				
90	Erarbeitung	Plenum: Dozentenvortrag, Referate und Diskussion *Beratungsmodelle*	Lernende kennen unterschiedliche Beratungskonzepte und übertragen die Erkenntnisse auf das Beratungshandeln in der Pflege	Arbeitsvorschlag 2f Medien zur Präsentation
Pause				
90	Erarbeitung Transfer	Kleingruppen: Gruppenarbeit *Beratungsleitfaden, Beratungsinhalte*	Lernende kennen Möglichkeiten, Beratungsgespräche zu planen und zu strukturieren Lernende beziehen Fachkenntnisse zu beratungsrelevanten Pflegephänomenen in die Beratung ein	Arbeitsvorschlag 2g

Tab. 4.3: *Fortsetzung*

Arbeitsvorschläge zu Tag 2

Arbeitsvorschlag 2a: *Beratungsanlässe und -inhalte in der Pflege (Kleingruppenarbeit)*

Nachdem am ersten Tag die Relevanz und zukünftige Bedeutung von Beratung in der Pflege herausgearbeitet wurde, ist es am zweiten Tag wichtig, diese Erkenntnisse weiter zu konkretisieren und mit den in der Praxis gemachten Erfahrungen zu verknüpfen. Dazu sammeln die Lernenden in Kleingruppen typische Beratungsanlässe in der Pflege. Der Lehrende macht in der Einführung deutlich, was mit dem Begriff Beratungsanlässe in der Pflege gemeint ist. Ziel der Lernaufgabe ist es, den Lernenden aufzuzeigen, zu welchem breiten Spektrum an Pflegeproblemen und -diagnosen oder Themen die Pflege beraten kann oder in Zukunft beraten sollte. Die Immanenz von Beratung in allen Pflegephänomenen wird den Lernenden an dieser Stelle bewusst gemacht.

Für die Gruppenaufgabe gibt es verschiedene Varianten:

- Die Lernenden sammeln alle Beratungsanlässe, die sie in der Pflegepraxis bereits kennen gelernt haben
- die Lernenden sammeln alle Beratungsanlässe, die sie bereits im Pflegeunterricht kennen gelernt haben
- die Lernenden analysieren mit Hilfe von Büchern, welche Beratungsanlässe in der Pflege möglich sind
- der Sammelauftrag kann entweder offen und ungegliedert ausgeführt werden, oder die Lernenden sammeln typische Beratungsanlässe für bestimmte Patientengruppen (ältere Menschen, chronisch Kranke, operierte Patienten) oder typische Pflegesettings (Krankenhaus, Pflegeheim, ambulante Pflege). Diese Strukturierung ist abhängig von den bereits durchlaufenen Praxiseinsätzen der Lerngruppe
- haben die Lernenden bereits eine Einführung in Pflegediagnosen bekommen, können sie auch mit Hilfe von Pflegediagnosebüchern Beratungsanlässe analysieren und typische beratungsrelevante Pflegediagnosen sammeln.

Der Zeitumfang der Einheit hängt vom Grad der Komplexität der Aufgabe ab. Für die Präsentation sammeln die Lernenden die Begriffe auf Flipchartblättern, Moderationskarten oder Folien.

Literatur zum Arbeitsauftrag:

- Canobbio, M.: Praxishandbuch – Patientenschulung und -beratung. Wiesbaden: Ullstein Medical 1998.
- Käppeli, S.: Pflegekonzepte 1 – 3. Bern: Huber.
- *Pflege heute,* Lehrbuch für Pflegeberufe. 3. Aufl. München: Elsevier 2004, S. 302–304.
- Potter, P.; Weilitz, P.: Pflegeanamnese und Pflegediagnostik. München: Urban & Fischer 2005.
- Schrems, B.: Der Prozess des Diagnostizierens in der Pflege. Wien: Facultas UTB 2003.

Arbeitsvorschlag 2b: *Beratungsanlässe und -inhalte in der Pflege (Präsentation der Gruppenarbeit im Plenum)*

Die in Kleingruppen erarbeiteten Beratungsanlässe werden im Plenum vorgestellt und diskutiert. Wurden Karten als Präsentationsmedium gewählt, besteht die Möglichkeit, die Beratungsanlässe zu clustern und zu kategorisieren. Abschließend wird mit der Lerngruppe aus den Ergebnissen ein Fazit gezogen: z. B. „Beratung ist ein immanenter Bestandteil von Pflege" oder „das breite Spektrum von Beratungsanlässen stellt hohe Anforderungen an die Fachkompetenz der Pflegenden".

Arbeitsvorschlag 2c: *Diagnostizieren von Beratungsbedarf und -bedürfnissen (Gelenktes Gespräch)*

Nachdem das breite Spektrum von Beratungsanlässen in der Pflege (Beratungsbedarf) klar wurde, wird im nächsten Schritt der Fokus auf das Erkennen der individuellen Beratungsbedarfe und -bedürfnisse von Patienten gelegt. Am ersten Tag wurden bereits alle Phasen des Beratungsprozesses in Ansätzen vorgestellt sowie die Begriffe Beratungsbedarf und -bedürfnisse differenziert. Daran anknüpfend wird nun mit der Lerngruppe im gelenkten Unterrichtsgespräch erarbeitet, wie man Beratungsbedarfe und -bedürfnisse diagnostiziert. Bestehen Vorkenntnissen der Lernenden zu Pflegeprozess und Pflegediagnostik, wird das Wissen genutzt und auf Beratung übertragen. Folgende Aspekte werden thematisiert:

- Bedeutung von Wahrnehmung und gezielter Patientenbeobachtung
- Vorwissen der Pflegenden und Hypothesenbildung zu möglichen Beratungsbedürfnissen und -bedarfe
- Bedeutung des Zuhörens und Fragen Stellens
- Bedeutung des Filterns, Clusterns und Interpretierens von Informationen
- Bedeutung der subjektiven Sichtweise von dem zu Beratenen
- Erkennen von pädagogisch günstigen Momenten
- Erkennen von versteckten Signalen und Botschaften („zwischen den Zeilen lesen").

Die Ergebnisse können durch die Visualisierung der Erkenntnisse aus dem gelenkten Unterrichtsgespräch, vorbereiteten Folien oder einem Skript gesichert werden.

Literatur zum Theoriehintergrund für die Lehrenden:

- Budnik, B.: Pflegeplanung leicht gemacht. München: Urban & Fischer 2005, Kapitel 3.4.
- Ehlers, S.: Psychosoziale Beratungsgespräche. München: Urban & Fischer 2003.
- London, F.: Informieren, schulen und beraten. Bern: Huber 2003, Kapitel 5.
- Lunney, M.: Arbeitsbuch Pflegediagnostik. Bern: Huber geplante Erscheinung: Oktober 2006.
- *Pflege heute,* Lehrbuch für Pflegeberufe. 3. Aufl. München: Elsevier 2004, Kapitel 5.3.
- Stefan, H. et al: Praxis der Pflegediagnosen. Wien: Springer 2003, Kapitel 1.
- Völkel, I.; Ehmann, M: Pflegediagnosen in der Altenpflege. München: Urban & Fischer 2004.
- Wilkinson, J.: Das Pflegeprozess-Lehrbuch. Bern: Huber geplante Erscheinung: September 2006.

Arbeitsvorschlag 2d: *Diagnostizieren von Beratungsbedarf und -bedürfnissen (Kleingruppenarbeit)*

Nachdem die Bedeutung der Diagnose-Phase und die zentrale Kompetenz „Erkennen von Beratungsbedarf und -bedürfnis" erarbeitet wurden, probieren die Lernenden diesen Schritt zuerst in einer „Trockenübung" aus. Anhand von Falldarstellungen analysieren die Lernenden, welche Beratungsbedarfe und -bedürfnisse der Fallpatient haben könnte. Bei der Auswahl der Falldarstellung ist zu beachten, dass der zu Beratende Pflegeprobleme hat, zu denen die Lernende in vorausgegangenen Unterrichtseinheiten bereits die notwendigen Fachkompetenzen erworben haben. Dies ist wichtig, damit der Fokus dieser Woche auf dem Erwerb von Beratungskompetenz liegt und nicht auf dem Erlernen von Pflegekompetenz zu den einzelnen Pflegephänomenen. Die Falldarstellung „Herr Meier hat Schmerzen" (Arbeitsblatt D, ☞ Kapitel 6) kann als Grundlage für das Basisseminar genutzt werden. Im Lauf der Woche wird immer wieder auf diesen Fall Bezug genommen. Es können aber auch verschiedene selbst konzipierte Falldarstellungen in unterschiedlichen Gruppen erarbeitet werden. Dadurch wird ein breiteres Themenspektrum abgedeckt. Je nach Curriculum und Rahmenlehrplan bieten sich verschiedene Pflegephänomene an:

- Sturzprophylaxe
- Kontinenzförderung
- Pneumonieprophylaxe
- Beratung von Patienten mit Diabetes mellitus (vgl. Bischoff-Wanner et al., 1997)
- Beratung von Patienten mit Asthma bronchiale
- Beratung von Patienten mit Herzinsuffizienz
- Heimeinweisung (vgl. Falldarstellung in Koch-Straube 2001, S. 52).

Die Lernenden erhalten die Falldarstellung (☞ Arbeitsblatt D, Kapitel 6) mit dem Arbeitsauftrag 1.

Arbeitsvorschlag 2e: *Diagnostizieren von Beratungsbedarf und -bedürfnissen (Präsentation der Gruppenergebnisse im Plenum)*

Die Gruppenergebnisse werden anschließend im Plenum vorgestellt. Dabei ist darauf zu achten, dass die Lernenden ihre Auswahl von Beratungsbedarf und -bedürfnissen begründen. Die Länge der Einheit richtet sich nach der Anzahl der Kleingruppen. Abschließend können die Ergebnisse diskutiert und reflektiert werden, z. B. unter der Fragestellung, warum es zu gleichen oder unterschiedlichen Ergebnissen kam.

Mögliche Ergebnisse der Fallanalyse „Herr Meier hat Schmerzen":

- Non-Compliance bei der regelmäßigen Medikamenteneinnahme
- Wissensdefizit zur Retard-Wirkung von Schmerzmitteln und zur regelmäßigen Einnahme (Spiegelbildung)
- Angst vor Nebenwirkungen: Abhängigkeit (Morphinmythos) und Obstipation
- Beratungsbedarf zur Obstipationsprophylaxe
- Beratungsbedarf zur schmerzfreien Mobilisation
- Unzureichende Bedarfsmedikation
- Schlafstörungen
- Beratungsbedarf zur Schmerzerfassung und Schmerztagebuch
- Zukunftsangst bei unklarer Prognose (eingeschränktes Coping)
- Reduzierte Eigenaktivität (Gefühl der Machtlosigkeit)
- Körperbildveränderung und Ekelgefühl
- Selbstpflegedefizit des Anus praeter.

Arbeitsvorschlag 2f: *Beratungsmodelle (Dozentenvortrag, Referate und Diskussion im Plenum)*

Um als Lernende selbst eine Haltung zum eigenen Beratungsverhalten entwickeln zu können, ist eine – zumindest in Ansätzen – Auseinandersetzung mit den Theorietraditionen von Beratung wichtig. Hier gibt es für die Pflege noch keine klare Positionierung (☞ Kapitel 2.1). Der Lehrende macht deutlich, dass es verschiedene Herangehensweisen und grundlegende Denkrichtungen gibt. Er zeigt auf, dass die verschiedenen Beratungsmodelle Auswirkung auf die Haltung des Beraters, die Rolle des Beraters und des zu Beratenden, die Zielsetzungen von Beratung und die Auswahl der Beratungsmethoden haben. Abhängig vom Zeitrahmen können die Lernenden Texte zu den Beratungstheorien in Kleingruppen bearbeiten und dann im Plenum vorstellen oder der Lehrende bereitet einen Dozentenvortrag vor und präsentiert die Beratungsansätze als Powerpoint-Präsentation oder mit Hilfe eines Skripts. Alternativ können vorab Referate zu den Theorietraditionen vergeben werden. Die Lernenden halten zu den einzelnen Beratungsansätzen kurze Impulsreferate von 15 Minuten. So könnten zum Beispiel vier zentrale Ansätze vorgestellt und anschließend der Transfer auf die Pflege im Plenum diskutiert werden.

Literatur zum Theoriehintergrund für die Lehrenden bzw. für die Lernenden zur Vorbereitung der Referate:

- ☞ Kapitel 2 und Tab. 2.1
- Koch-Straube, U.: Beratung in der Pflege. Bern: Huber 2001, S. 99–120.
- Krause, C. et al. (Hrsg.): Pädagogische Beratung. Paderborn: Schöningh 2003, S. 149.
- Möller-Brix, G.: Systemisch Beraten. Norderstedt: Books of Demand 2002, S. 13–15.
- Nestmann, F.; Engel, F.; Sickendiek, U. (Hrsg.): Das Handbuch der Beratung. Band 2. Tübingen: dgvt-Verlag 2004, S. 609–737.
- Schneider, K.: Beratungskonzepte. In: Poser, M.; Schneider, K.: Leiten, Lehren, Beraten. Stuttgart: Huber 2005, S. 402–419.
- Stratmeyer, P.: Orientierung und Ansätze in der Pflegeberatung. Pflege Magazin, 6. Jg. (2005) 2, S. 42–57.

Arbeitsvorschlag 2 g: *Beratungsleitfaden (Kleingruppenarbeit)*

Nachdem die Lernenden theoretische Konzepte und Modelle kennen gelernt haben, gilt es nun, Beratungsgespräche konkret zu planen. Damit die Lernenden umfassend informieren und gemeinsam mit dem Patienten Lösungen erarbeiten können, brauchen sie die beratungsrelevanten Fachkenntnisse. Um dies sicherzustellen, frischen die Lernenden mit Hilfe von Pflegebüchern, dem Expertenstandard „Schmerzmanagement in der Pflege“, Artikeln aus Pflegezeitschriften, Broschüren und Internet-Recherche ihr Wissen auf. Wird mit dem Fallbeispiel „Herr Meier hat Schmerzen“ gearbeitet, kann an die Einheit 2d angeknüpft und der fachliche Hintergrund zu den bereits identifizierten Möglichkeiten an Beratungsbedarfen erarbeitet werden. Hierzu werden die Beratungsthemen auf die verschiedenen Kleingruppen aufgeteilt. Diese erarbeiten dann einen Beratungsleitfaden bzw. „Edukationskarten“ (Abt-Zegelin, 2004, S. 98–101; London, 2003, S. 139–142). Der Leitfaden sollte zum einen Fragen enthalten, die zur Analyse und Diagnose des Problems führen und zum anderen zentrale Informationen enthalten, die für die Lösung des Problems hilfreich sein können.

Verschiedenen Variationsmöglichkeiten für die Gruppenarbeit:

- Jede Gruppe erarbeitet sich die Inhalte zu allen Pflegeproblemen des Fallbeispiels. Dies hilft den Lernenden, eine ganzheitliche Perspektive zu bekommen.
- Die Lernenden entwickeln für typische Beratungssituationen eines Pflegebereichs Beratungsleitfäden. Leitfäden sind ein Qualitätssicherungsinstrument für Beratungsgespräche und garantieren, dass Patienten oder Angehörige zu den wesentlichen Inhalten von allen Pflegenden ähnlich beraten werden. Beratungsleitfäden können so konzipiert sein, dass sie gleichzeitig als Dokumentationsinstrument genutzt werden (☞ Tag 5). Die Entwicklung des Beratungsleitfadens durch die Lernenden ist sowohl eine inhaltliche Vorbereitung für das Führen von Beratungsgesprächen als auch eine Strategie für den Theorie-Praxis-Transfer.

Die Auswertung der erarbeiteten Inhalte kann entweder im Plenum stattfinden oder durch Abgabe der Beratungsleitfäden beim Lehrenden. Nach Durchsicht der Beratungsleitfäden kann jede Gruppe ein schriftliches oder mündliches Feedback bekommen. Falls die Lehrenden in der engmaschigen Betreuung der Kleingruppen absehen können, dass die wichtigsten Beratungsinhalte fundiert erarbeitet werden, kann auf eine Auswertung verzichtet werden. Den Abschluss des Tages bildet der Ausblick auf den nächsten Tag. Die erarbeiteten Beratungsleitfäden sind die Grundlage für die Rollenspiele am nächsten Tag.

4.1.3 „Beratung will gelernt sein" – Tag 3

Zeit (Minuten)	Phase	Methode/Sozialform	Zieldimension	Medien/ Materialien
10	Einstieg	Plenum: Begrüßung, Zusammenfassung des gestrigen Tages; Vorstellung des Tagesplans	Orientierung Anknüpfen am Vortag Interesse wecken	Flipchart: Seminarplan
30	Erarbeitung	Plenum: Dozentenvortrag *Haltungen, Basisvariablen in der Beratung nach Rogers*	Lernende entwickeln eine Grundhaltung zu Beratung und Anleitung	Arbeitsvorschlag 3a Skript
10	Erarbeitung	Partnerarbeit *Haltungen in der Beratung*	Lernende reflektieren ihr eigenes Menschenbild und ihr Pflege-, Gesundheits- und Beratungsverständnis Lernende entwickeln eine Grundhaltung zu Beratung und Anleitung	Arbeitsvorschlag 3b Karten mit Aussagen zu Haltungen
45	Synthese	Plenum: Vorstellung der Partnerarbeit *Haltungen in der Beratung*	dito	Arbeitsvorschlag 3c
Pause				
30	Erarbeitung	Plenum: Dozentenvortrag *Beratungstechniken*	Lernende kennen Beratungsmethoden und unterschiedliche Formen der Gesprächsführung	Arbeitsvorschlag 3d Skript

Tab. 4.4: Unterrichtsplanung für Tag 3.

Zeit (Minuten)	Phase	Methode/Sozialform	Zieldimension	Medien/ Materialien
30	Übung	Partnerarbeit: *Verbalisieren*	Lernende wenden Beratungsmethoden an Lernende beziehen Gefühle in die Gesprächsführung mit ein	Arbeitsvorschlag 3e Arbeitsblatt
30	Übung	Kleingruppen: *Paraphrasieren und Verbalisieren*	dito	Arbeitsvorschlag 3f
Pause				
30	Wiederholung	Plenum: Gelenktes Unterrichtsgespräch *Beobachtungskriterien für ein Beratungsgespräch*	Lernende kennen Kriterien eines gelungenen Beratungsgesprächs Lernende haben eine Grundlage um Beratungsgespräche zu beobachten und kriteriengeleitetes Feedback zu geben	Arbeitsvorschlag 3g Flipchart-Blätter
60	Übung	Kleingruppen: Rollenspiele *Beratungsgespräche*	Lernende gestalten Beratungsprozesse bedarfs- und bedürfnisorientiert Lernende wenden Beratungsmodelle und -methoden situationsgerecht an Lernende orientieren ihr Beratungsverhalten an den Gefühlen, Bedürfnissen und Kompetenzen des Patienten Lernende gehen auf Gefühle und Widerstände des Patienten ein und ermöglichen eine Auseinandersetzung mit diesen Lernende reflektieren ihre eigene Beraterrolle und ihr Beratungsverhalten	Arbeitsvorschlag 3h
Pause				
60	Übung	Kleingruppen: Rollenspiele *Beratungsgespräche*	dito	Arbeitsvorschlag 3i
30	Synthese Abschluss	Plenum: Gelenktes Unterrichtsgespräch Fazit aus den Rollenspielen		Arbeitsvorschlag 3j

Tab. 4.4: *Fortsetzung*

Arbeitsvorschläge zu Tag 3

Arbeitsvorschlag 3a: *Haltungen und Basisvariablen in der Beratung nach Rogers (Dozentenvortrag)*

Am Vortag wurden bereits im Zusammenhang mit den verschiedenen Beratungsansätzen die verschiedenen Haltungen in der Beratung angesprochen. Vermutlich wurde auch in der Gruppenarbeit zu Beratungskompetenz (☞ Tag 1) auf verschiedene emotionale Kompetenzen eingegangen. An dieser Stelle sollen die Haltungen noch einmal expliziter Gegenstand des Seminars werden. Dazu gibt der Lehrende einen kurzen Input bzw. ein Lernender hält ein kurzes Referat zu den von Rogers formulierten Grundhaltungen von Beratung (Empathie, Wertschätzung, Kongruenz). Vorgeschlagen wird dazu, den Lernenden ein Skript auszuhändigen, auf dem die wesentlichen Aspekte zusammengefasst sind.

Literatur zum Theoriehintergrund für die Lehrenden bzw. für den Lernenden zur Vorbereitung des Referats:

- Bachmair, S. et al.: Beraten will gelernt sein. Weinheim: Beltz 1999, S. 29f.
- Brinkmann-Göbel, R. (Hrsg.): Handbuch für Gesundheitsberater. Bern: Huber 2001, S. 398–401.
- Culley, S.: Beratung als Prozess. Weinheim: Beltz 2002, S. 64–102.
- Ehlers, S.: Psychosoziale Beratungsgespräche. München: Urban & Fischer 2003, S. 31–40.
- Groothius, R.: Soziale und kommunikative Fertigkeiten. Bern: Huber 2000, S. 93–105.
- Hackney, H.; Cormier, L: Beratungsstrategien, Beratungsziele. München: Reinhard 1998.
- *Pflege heute,* Lehrbuch für Pflegeberufe. 3. Aufl. München: Elsevier 2004, S. 64.

Gemeinsam mit den Lernenden kann diskutiert werden, inwieweit diese Haltungen hilfreich für Beratung sind und wie sie in der Pflegepraxis umgesetzt werden können. Im optimalen Falle sind die Haltungen und das Thema Empathie in der Pflege (Bischoff-Wanner, 2002) bereits an anderer Stelle schon ausführlich thematisiert worden und müssen hier nur noch mal reaktiviert werden.

Arbeitsvorschlag 3b: *Haltungen in der Beratung (Partnerarbeit)*

In dieser Unterrichtseinheit geht es darum, dass die Lernenden sich noch vertiefter mit ihrer eigenen Haltung zu Beratung auseinandersetzen. Dazu bekommt je ein Paar Lernender eine Karte mit einer Aussage über Haltungen in der Beratung. Die Aufgabe besteht darin, in Partnerarbeit zu diskutieren, ob sie mit dieser Haltung übereinstimmen. Als Begründung für ihre Entscheidung suchen sie Beispiele.

Aussagen zu Haltungen (können noch ergänzt werden)

- „Menschen handeln zweckhaft." (Culley 2002, S. 26)
- „Menschen verschaffen ihren Handlungen eine eigene Bedeutung." (Culley 2002, S. 25)
- „Menschen sind Experten für sich selbst." (Culley 2002, S. 25)
- „Wir sollen jeden Menschen akzeptieren und ihm Verständnis entgegenbringen, weil er ein Mensch ist." (Culley 2002, S. 24)
- „Menschen können sich ändern." (Culley 2002, S. 24)
- „Wenn Menschen ihre Ziele selbst setzen können, arbeiten sie auch härter an deren Verwirklichung." (Culley 2002, S. 26)
- „Menschen sind Experten für sich selber und ihre Lebensgeschichte." (Culley 2002, S. 25)
- „Menschen wollen ihre Potenziale in die Tat umsetzen." (Culley 2002, S. 25)
- „Der BeraterIn geht es nicht um eine Vergangenheitsbewältigung oder einer Ursachenfindung, sondern um die Möglichkeiten, wie das Problem für den Betroffenen gelöst werden kann." (Ehlers 2003, S. 39)
- „Beratung hat insgesamt eine ‚Hebammenfunktion' und somit einen unterstützenden Charakter, der die Hilfe zur Selbsthilfe ermöglicht!" (Ehlers 2003, S. 7)
- „Das funktionale Machtgefälle besteht immer – man kann es weder ‚wegreden' noch ‚vergessen'. Nur ein bewusster und reflektierter Umgang mit dieser Tatsache hilft eine partnerschaftliche Beziehung (...) einzugehen." (Ehlers 2003, S. 27–28)
- „Die wirkliche empathische Grundhaltung zeigt sich in dem Maße, wie die BeraterIn bereit ist, die eigene Person in den Hintergrund zu stellen und sich ganz auf die Wirklichkeit des (...) Menschen zu konzentrieren." (Ehlers 2003, S. 34)

Arbeitsvorschlag 3c: *Haltungen in der Beratung (Partnerarbeit)*

Alle Paare stellen reihum die Aussage zur Haltung in der Beratung vor und positionieren sich zu dem Statement. Es ist wichtig, dass die Lernenden begründen, warum sie die Aussage passend oder unpassend für die Beratung in der Pflege halten und dies an einem Beispiel aus der Praxis untermauern. Abschließend diskutiert die Gruppe die Bedeutung von **Halt**ung für das Ver**halt**en und die Synchronizität von äußerer und innerer Haltung.

Arbeitsvorschlag 3d: *Beratungstechniken (Dozentenvortrag)*

Es ist wichtig, dass die Lernenden ihre Haltungen und ihr Beratungsverständnis reflektieren, bevor sie immer konkreter an das Beratungsverhalten herangeführt werden. Ohne diesen Hintergrund können Beratungsmethoden sehr verkürzt und schematisch als reine Techniken verstanden werden. Damit würden sie nicht zu einer patientenorientierten Beratung führen. Mit Hilfe eines Skripts werden an dieser Stelle Beratungstechniken vorgestellt bzw. bereits gelernte Methoden wieder aufgefrischt (☞ Kapitel 2.1.4). Welche Techniken hier ausführlicher besprochen werden, hängt von den Inhalten der vorausgegangenen Unterrichte und des Gesprächsführungsseminars ab.

Literatur zum Theoriehintergrund für die Lehrenden:

- Bachmair, S. et al.: Beraten will gelernt sein. Weinheim: Beltz 1999.
- Culley, S.: Beratung als Prozess. Weinheim: Beltz 2002.
- Ehlers, S.: Psychosoziale Beratungsgespräche. München: Urban & Fischer 2003, S. 73–110 (mit Übungen).
- Groothius, R.: Soziale und kommunikative Fertigkeiten. Bern: Huber 2000.
- Hackney, H.; Cormier, L: Beratungsstrategien, Beratungsziele. München: Reinhard 1998.
- Muijsers, P.: „Wir verstehen uns … oder?". Bern: Huber 2001 (mit Übungen).
- Nestmann, F.; Engel, F.; Sickendick, U. (Hrsg.): Das Handbuch der Beratung. Band 2. Tübingen dgvt-Verlag 2004, S. 783–795.
- Pallasch, W.: Pädagogisches Gesprächstraining. 4. Aufl., Weinheim: Juventa 1995, Kapitel 4 (mit Übungen).
- *Pflege heute,* Lehrbuch für Pflegeberufe. 3. Aufl. München: Elsevier 2004, S. 64.
- Unterricht Pflege: Beratung, Anleitung, Schulung. 4/2002 (mit Übungen).

Arbeitsvorschlag 3e: *Verbalisieren (Partnerarbeit)*

Nachdem Gesprächsführungstechniken theoretisch eingeführt wurden, üben die Lernenden einzelne Techniken, bevor sie diese im Gesamtkontext eines Beratungsgespräches anwenden. Die Auswahl der Übung ist abhängig von den Vorkenntnissen der Lernenden. Es empfiehlt sich, auf jeden Fall das Paraphrasieren und Verbalisieren zu trainieren. Je nach Zeitpotenzial können Fragetechniken, Refraiming sowie Übungen zu Nähe und Distanz und zum Wahrnehmen von nonverbalen Signalen geübt werden.

Als Trockenübung für das **Verbalisieren** bietet sich an, ein Arbeitsblatt zu erstellen mit Aussagen von Patienten und Angehörigen, die einen (verschlüsselten) emotionalen Inhalt haben (vgl. Bischoff-Wanner, 1997, S. 48; Ehlers, 2003, S. 79). Die Lernenden analysieren in Partnerarbeit, welche Gefühle hinter den Aussagen stehen können. Sie überlegen sich Formulierungen, die diese Gefühle verbalisieren. Die Ergebnisse werden im Plenum zusammen getragen, diskutiert und bewertet.

Arbeitsvorschlag 3f: *Paraphrasieren und Verbalisieren (Kleingruppenarbeit)*

Als nächsten Schritt üben die Lernenden das **Verbalisieren und Paraphrasieren** in einer konkreten Gesprächssituation. Häufig wird in den Trainingsbüchern dazu die Methode des „Kontrollierten Dialogs" in Dreier-Gruppen empfohlen (vgl. Muijers, 2001, S. 66; Günter; Sperber, 2000, S. 40–49). Bei dieser Übung werden die Rollen in der Dreier-Gruppe klar verteilt: Person A erzählt eine persönliche Geschichte mit einem mittleren Grad an emotionaler Beteiligung und Person B hat die Aufgabe, die Aussagen von A mit eigenen Worten zusammen zufassen (Paraphrasieren) oder die wahrgenommenen Gefühle zu verbalisieren. Person C beobachtet den Dialog und gibt Person B Rückmeldung darüber, wie gut sie die angewendete Technik in der

Übung umgesetzt hat. Dann wechseln die Rollen. Anschließend werden die Erfahrungen im Plenum ausgewertet.

Dieses Vorgehen hat den Vorteil, dass die Lernenden mit ihren ersten Erfahrungen ungestört und unbeobachtet sind. Auf der anderen Seite fällt es ihnen häufig sehr schwer, in der Dreiergruppe die Dialog-Übung konzentriert durchzuführen und die Techniken vertiefend zu üben. Ihnen fehlt die Rückmeldung, ob sie die Techniken korrekt umgesetzt haben. Um diesem entgegenzuwirken, kann folgende Variation gewählt werden: Ein Gruppenmitglied stellt sich als Fallgeber zur Verfügung und erzählt eine Geschichte mit emotionalen Erlebnisinhalten. Die anderen Lernenden versuchen reihum, das Gesagte zu verbalisieren oder paraphrasieren. Es können jeweils mehrere Formulierungsmöglichkeiten ausprobiert werden. Die Lernenden bekommen jeweils ein direktes Feedback vom Lehrenden. Als Erweiterung ist denkbar, dass die Lernenden versuchen, die beobachteten nonverbalen Signale in Worte zu fassen und mit einem Gefühl zu benennen.

Weitere Übungsvarianten:

Refraiming: Im Plenum werden Eigenschaften, Verhaltensweisen, Charakterzüge gesammelt, die eine negative Assoziation freisetzen. Gemeinsam wird versucht eine Formulierung zu finden, die die positive Seite der Eigenschaft in den Fordergrund stellt.

Fragetechniken: Im Plenum gibt ein Lernender kurz eine Situation vor, bei der es ihm schwer gefallen ist, eine Lösung zu finden. Die anderen Lernenden erhalten jeweils eine Karte mit einem Fragentyp. Reihum sollen die Lernenden die geschilderte Situation weiter beleuchten, indem sie eine Frage formulieren, die dem vorgegeben Fragentyp auf der Karte entspricht, z. B. eine geschlossene Frage, offene Frage, zirkuläre Frage, lösungsorientierte Frage, Frage nach Ausnahmen, Wunderfrage (☞ Tab. 2.6). Anschließend wird in der Gruppe die Wirkung der unterschiedlichen Fragetechniken besprochen.

Arbeitsvorschlag 3 g: *Beobachtungskriterien für ein Beratungsgespräch (Gelenktes Gespräch)*

Im Vorfeld zu den Rollenspielen ist es sinnvoll, dass die Lernenden gemeinsam Kriterien zusammenstellen, die ein gelungenes Beratungsgespräch auszeichnen. Dies stellt gleichzeitig eine Wiederholung der letzten Tage dar und dient der Vorbereitung auf die Rollenspiele. Die Kriterien werden auf einem Flipchart festgehalten und sind Grundlage für die Bewertung des Rollenspiels und das anschließende Feedback. Das gemeinsame Erarbeiten der Kriterien bietet den Vorteil, dass die Lernenden nicht das Gefühl haben, ihnen wird von außen etwas übergestülpt. Das reduziert Widerstände und erleichtert die Umsetzung im Rollenspiel.

Die Kriterienliste kann auch als Bewertungsgrundlage für Beratungsgespräche in der Praxis (Rückmeldung durch die Praxisanleiter) und praktische Prüfungen (praktisches Examen oder simulierte Rollenspiele als Prüfungen) genutzt werden (☞ Kapitel 5).

Mögliche Kriterien zur Beobachtung und Bewertung eines Beratungsgespräches in der Pflege

Verbale Kommunikation

- Gegenseitiges Zuhören und Ausreden lassen
- Anpassen an Sprachniveau des Patienten, Klienten oder Bewohners
- Verstehen signalisieren durch Nachfragen
- Fragen zur Exploration der Situation
- Verbalisieren zur Exploration der Gefühle
- Paraphrasieren: aktives Zuhören, Gedanken zusammenfassen.

Nonverbale Kommunikation

- Blickkontakt
- gleiche Ebene
- offene Haltung
- Aufmerksamkeit signalisieren.

Beratungsprozess beachten

- Beziehung herstellen: Kontakt- und Beziehungsaufbau
- Beratungsbedarf und -bedürfnisse erfassen
  - Anknüpfen an das Problem des Patienten, Klienten oder Bewohners
  - Beratungsbedarf erkennen
  - Problem genau erfassen
- Lösungen entwickeln
  - Gefühle und Erleben erfragen und spiegeln
  - gemeinsame Lösungssuche, keine Ratschläge geben
  - Alternativen aufzeigen: mit Vorteilen, Nachteilen und Konsequenzen
  - inhaltlich korrekte Informationen.
- Beratungsprozess reflektieren und beenden
  - Vereinbarungen treffen
  - Zusammenfassen
  - Patienten, Klienten oder Bewohner bestärken, seinen Weg zu gehen
  - Beratungsprozess abschließen
  - Beratungsschwerpunkte und Absprachen dokumentieren und übergeben.

Allgemein

- Grenzen einhalten
- nicht zu viel und zu lange beraten
- nicht eigenen Leitfaden „durchziehen wollen".

Literatur zu weiteren Beobachtungsbögen:

- Bischoff-Wanner, C.: Kommunikation mit Patienten. In: Bischoff-Wanner, C. et al.: Pflegedidaktik. Stuttgart: Thieme 1997, S. 49.
- Muijsers, P: „Wir verstehen uns … oder?". Bern: Huber 2001, S. 55.
- Unterricht Pflege 2/2005, S. 48.

Arbeitsvorschlag 3h + 3i: *Beratungsgespräche (Rollenspiele in Kleingruppen)*

Im optimalen Fall kann eine Klasse in Kleingruppen mit jeweils einem Lehrenden geteilt werden. Hier können im geschützten Rahmen Beratungsgespräche geübt werden. Je mehr Kleingruppen gleichzeitig möglich sind, desto mehr Lernende haben die Möglichkeit, ihr Beratungsverhalten zu trainieren. Es sollte angestrebt werden, dass jeder Lernende während des Seminars einmal ein Gespräch übt und darüber Rückmeldung bekommt.

Für jedes Rollenspiel werden ca. 30 Minuten eingeplant. Das Rollenspiel dauert mindestens zehn Minuten, damit die Spieler gut in den Beratungsprozess einsteigen können. 20 Minuten stehen für die Auswertung zur Verfügung. Als Grundlage für die Rollenspiele kann die Falldarstellung von Herrn Meier (☞ Kapitel 6, Arbeitsblatt D) sowie die vorbereiteten Beratungsleitfäden herangezogen werden. Der Beratungsverlauf kann entweder relativ offen gelassen oder auf einen Aspekt der Beratung begrenzt werden, z.B. auf den Ablauf oder einen Beratungsinhalt (z.B. Beratung zur Angst, vom Morphin süchtig zu werden, oder zur Obstipationsproblematik). Requisiten können den Spielern das „Ein- und Ausrollen" erleichtern.

Optimal wäre die **Durchführung des Rollenspiels** mit so genannten Simulationspatienten. Erste Pflegeschulen sammeln damit bereits Erfahrungen. (Laien-) Schauspieler bekommen dazu bestimmte Rollenbeschreibungen und sollen bestimmte Situationen darstellen. Dies ermöglicht, dass der Berater im Rollenspiel tatsächlich die Beratungsbedürfnisse des Patienten diagnostizieren muss. Durch den Simulationspatienten ist es möglich, unvorhergesehene Wendungen oder individuelle Verhaltensmuster des Klienten in das Rollenspiel „einzubauen". Dadurch kann der Lernende verschiedene der Situation angemessene Beratungsverhalten üben.

Alternativ können andere Lernenden die Patienten oder Angehörigen im Rollenspiel darstellen. Der Lehrende gibt ihnen Rollenbeschreibungen, die Anweisungen zu bestimmte Verhaltensweisen oder Reaktionen enthalten.

Am Anfang jeder **Auswertung** hat der Spieler immer die Möglichkeit zu schildern, wie er sich während des Spiels gefühlt hat und was ihm seiner Meinung nach gut bzw. nicht so gut gelungen ist. Wurde das Rollenspiel auf *Video* aufgezeichnet, kann die Auswertung mit Hilfe des Videos vorgenommen werden. Ergänzend dazu geben die anderen Lernenden ein Feedback zu den vorher festgelegten Kriterien. Besonders wenn das Rollenspiel nicht aufgezeichnet wurde, ist es hilfreich, wenn die Beobachtungsaufträge auf verschiedene Lernende aufgeteilt werden. So können sich die Lernenden auf einen Schwerpunkt während der Beobachtung konzentrieren. Die Lehrenden achten bei der Auswertung darauf, dass das Feedback konstruktiv, wertschätzend und nicht beschämend gegeben wird. Ist die *Feedbackmethode* bis zu diesem Zeitpunkt noch nicht eingeführt, sollte dies vor den Rollenspielen geschehen. In schwierigen Situationen hat der Lehrende die Möglichkeit, das Rollenspiel zu unterbrechen und eine Intervention einzubauen, z.B.:

- den „Berater" fragen, wie es ihm geht und was ihn beschäftigt, um dessen Gedanken und Gefühle zu explizieren

- den „Patienten" fragen, was er in dem bestimmten Moment braucht oder sich wünscht
- andere aus der Gruppe ins Rollenspiel dazu holen, um Alternativen auszuprobieren
- als Lehrender selbst hinter den Berater gehen und eine Variante anbieten, die das Gespräch weiter voranbringen könnte
- das Rollenspiel im Sinne des szenischen Spiels erweitern und durch eine Stimmenskulptur Gedanken und Gefühle explizieren (vgl. Oelke, 2000; Scheller, 1998).

Bei schwierigen Situationen benötigt der Lehrende ein besonderes Fingerspitzengefühl und pädagogisches Geschick. Er muss abschätzen, ob die Lernenden es als hilfreich oder störend empfinden, wenn er in das Rollenspiel eingreift.

Je nach Zeitmanagement kann im Anschluss an die erste eine weitere Rollenspieleinheit nach den gleichen Vorgaben durchgeführt werden. Je mehr Lernende Erfahrungen sammeln und üben können, desto besser ist es.

Arbeitsvorschlag 3j: *Fazit aus den Rollenspielen (gelenktes Gespräch)*

Zum Abschluss des Übungstages werden die unterschiedlichen Erfahrungen im Plenum zusammengetragen und reflektiert. Je nachdem, welche Themen die Lernenden ansprechen, macht es Sinn, die Potenziale und Schwierigkeiten bestimmter Beratungstechniken herauszustellen oder die Brauchbarkeit des Beratungsprozesses oder Leitfadens als Gliederungsinstrumente zu hinterfragen. Auch Beratung als pflegerisches Handlungsfeld lässt sich nach den Rollenspielen noch einmal neu betrachten. Es bleibt weiterhin von Bedeutung, keinen überhöhten, perfektionistischen Anspruch an das Beratungshandeln der Lernenden zu erheben, sondern immer wieder den lebenslangen Lernprozess zu betonen. Der Lehrende sollte die Lernenden dazu ermutigen, in der Praxis weiter zu üben und sich auf einen Entwicklungsprozess einzulassen.

4.1.4 Gezielte Beratung – Tag 4

Zeit (Minuten)	Phase	Methode/Sozialform	Zieldimension	Medien/ Materialien
10	Einstieg	Plenum: Begrüßung, Zusammenfassung des gestrigen Tages; Vorstellung des Tagesplans	Orientierung Anknüpfen an Vortag Interesse wecken	Flipchart: Seminarplan
20	Erarbeitung	Plenum: Gelenktes Gespräch *Ziele von Beratung in der Pflege*	Lernende setzen sich mit dem breiten Spektrum an Beratungszielen auseinander	Flipchart Arbeitsvorschlag 4a
90+	Erarbeitung	Kleingruppen: Gruppenarbeit: *(Pflege-)Phänomene und Konzepte in der Beratung*	Lernende verknüpfen theoretische Konzepte mit Beratungshandeln in der Pflege	Literatur: Bücher; Zeitschriften Internetzugang Arbeitsvorschlag 4b

Tab. 4.5: Unterrichtsplanung für Tag 4.

Zeit (Minuten)	Phase	Methode/Sozialform	Zieldimension	Medien/ Materialien
60+	Präsentation	Plenum: Präsentation der Gruppenarbeit	dito	Arbeitsvorschlag 4c Medien zur Präsentation
Pause				
30	Erarbeitung	Plenum: Gelenktes Unterrichtsgespräch: *Gründe für die Beratung von Angehörigen*	Lernende werden sich der Bedeutung von Beratung von Angehörigen bewusst Lernende kennen die Doppelrolle der Angehörigen und beziehen diese in den Beratungsprozess ein Lernende erkennen die Überforderung von Angehörigen und zeigen Hilfsangebote auf	Folien *Pflege heute* Arbeitsvorschlag 4d
30	Erarbeitung	Plenum: Gelenktes Unterrichtsgespräch: *Inhalte der Angehörigenberatung*	dito	Arbeitsvorschlag 4e
Pause				
90	Übung	Kleingruppen: Rollenspiele *Beratungsgespräche mit Angehörigen*	Lernende gestalten Beratungsprozesse mit Angehörigen bedarfs- und bedürfnisorientiert Lernende wenden Beratungsmodelle und -methoden situationsgerecht an Lernende orientieren ihr Beratungsverhalten an den Gefühlen, Bedürfnissen und Kompetenzen der Angehörigen Lernende kennen die Doppelrolle der Angehörigen und beziehen diese in den Beratungsprozess ein Lernende erkennen die Überforderung von Angehörigen und zeigen Hilfsangebote auf Lernende gehen auf Gefühle und Widerstände der Angehörigen ein und ermöglichen eine Auseinandersetzung mit diesen Lernende reflektieren ihre eigene Beraterrolle und ihr Beratungsverhalten	Arbeitsvorschlag 4f
30	Synthese Abschluss	Plenum: Gelenktes Unterrichtsgespräch. Fazit aus den Rollenspielen	Lernende reflektieren ihre eigene Beraterrolle und ihr Beratungsverhalten	Arbeitsvorschlag 4g

Tab. 4.5: *Fortsetzung*

Arbeitsvorschläge zu Tag 4

Arbeitsvorschlag 4a: *Ziele von Beratung in der Pflege (gelenktes Unterrichtsgespräch)*

Nachdem die Lernenden am Vortag ihre ersten Erfahrungen mit Beratungsgesprächen gemacht haben, beginnt der vierte Tag damit, dass sie sich mit dem Thema „Ziele von Beratung" vertieft auseinandersetzen. Die Einstiegssequenz dient dazu, Beratungsziele gesammelt als Fazit der durchlaufenen Seminartage auf den Punkt zu bringen. Gleichzeitig ist dieser Einstieg auch eine Wiederholungssequenz. Als die Bedeutung von Beratung und die unterschiedlichen Beratungsansätzen besprochen wurden, ist sicherlich auch das Thema Beratungsziele gestreift worden.

Am Flipchart sammelt der Lehrende gemeinsam mit der Gruppe mögliche Ziele von Beratung. An diesem Seminartag soll die Verknüpfung zu theoretischen Konstrukten in der Pflege und Pflegekonzepten geleistet werden. Inwieweit die Lernenden dies selbst leisten können oder der Lehrende es steuern muss, hängt von den vorausgegangenen Unterrichten im 1. Ausbildungsjahr ab.

Ziele von Beratung

- Hilfe zur Selbsthilfe
- Krisenbewältigung und -prävention, Coping
- Auseinandersetzung mit durch die Krise ausgelösten Emotionen (Angst, Wut, Verlust und Trauer, Leiden)
- emotionale Auseinandersetzung mit dem Krankheitserleben
- Compliance
- Hoffnung und Linderung von Hoffnungslosigkeit
- Selbstwirksamkeit und Kontrollüberzeugung
- Selbstbewusstsein, Selbstsicherheit, Selbstvertrauen, Selbstwertgefühl
- verbesserte Selbstorganisationsfähigkeit, Aktivieren von Selbststeuerungspotenziale
- Reduktion von Hilflosigkeit
- Akzeptanz von Einschränkungen und Veränderungen
- Selbstpflegekompetenz und Selbstmanagement
- Kohärenzsinn
- Reduktion von Wissensdefiziten
- Stärkung der Partizipation
- selbstbestimmter Umgang mit Kranksein (Krankheit und ihre Folgen)
- Integration von Krankheit in das eigene Selbstbild
- Übernahme von Verantwortung für die eigene Krankheit und die Folgen
- Gesundheitsförderung
- Stärkung von Gesundheitsressourcen
- Reduktion von Gesundheitsrisiken
- Lebensqualität und Wohlbefinden

Arbeitsvorschlag 4b: *(Pflege-)Phänomene und Konzepte in der Beratung (Kleingruppenarbeit)*

In dieser Unterrichtssequenz haben die Lernenden Gelegenheit, sich intensiver mit den gesammelten (Pflege-)Phänomen und Konzepten zu beschäftigen. Dieses Wissen unterstützt sie darin, Beratung in den Gesamtkontext von Krankheitsbewältigung und Gesundheitsförderung einzubetten. Dies kann in unterschiedlicher Intensität und Dauer geschehen. Die Lernenden werden in Gruppen eingeteilt und die verschiedenen Konzepte auf die Kleingruppen verteilt, so dass sich jede Kleingruppe mit ein oder zwei Phänomenen beschäftigt. Je nach Zeitbudget stehen ihnen dazu verschiedene Varianten zur Verfügung:

- Die Lernenden tragen Fakten zum Thema „Phänomene" aus Lehrbüchern, z.B. *Pflege heute,* und verschiedenen Pflegelexika zusammen und erstellen ein gemeinsames Glossar zu beratungsrelevanten Phänomenen
- den Lernenden wird ausführliche Literatur zu den Phänomenen zur Verfügung gestellt, und jede Kleingruppe erstellt ein kleines Handout zu einer bestimmten Anzahl von Phänomen
- die Lernenden recherchieren im Internet zu den unterschiedlichen Konzepten und fassen ihre Ergebnisse zusammen
- Lernende bereiten Referate zu den unterschiedlichen Phänomenen vor.

Literatur zum Theoriehintergrund für die Lernenden zur Vorbereitung:

- Aguilera, C.: Krisenintervention. Bern: Huber 2000.
- Antonowsky, A.: Salutogenese. Zur Entmystifizierung der Gesundheit. Tübingen: DGVT 1997.
- Bauernschmitt, K.: Determinanten der Selbstwirksamkeitserwartung und Kontrollattribution bei chronisch obstruktiven Atemwegserkrankungen. Dustri 2004.
- Bierwirth, R.: Compliance und Empowerment in der Diabetologie. Bremen: Uni-Med 2004.
- Brinkmann-Gäbel, R.: Handbuch für Gesundheitsberater. Bern: Huber 2001.
- BZgA: Was erhält Menschen gesund? Band 6. Köln: BZgA 2001.
- Farran, C. et al.: Hoffnung und Hoffnungslosigkeit. Wiesbaden: Ullstein Medical 1999.
- Fitzgerald Miller, J.: Coping fördern – Machtlosigkeit überwinden. Bern: Huber 2003.
- Hill Rice, V.: Stress und Coping. Bern: Huber 2005.
- Houldin, A.: Pflegekonzepte in der onkologischen Pflege. Bern: Huber 2003.
- Hurrelmann, K.: Wie lässt sich die Rolle der Patienten stärken? In: von Reibnitz, Ch. et al.: Der mündige Patient. Weinheim: Juventa 2001.
- Jäger, H.: Compliance & Empowerment. In: von Reibnitz, Ch. et al.: Der mündige Patient. Weinheim und München: Juventa Verlag 2001.
- Käppeli, S.: Pflegekonzepte 1–3. Bern: Huber.
- Lenz, A.; Stark, W.: Empowerment. Tübingen: DGVT 2002.
- Morof Lubkin, I.: Chronisch Kranksein. Bern: Huber 2002.
- Nau, J.: Empowerment als Konzept für die Pflege. PrInterNet, 8. Jg. (2005) 3, S. 152–158.

- Knuf, A.; Seibert, U.: Selbstbefähigung fördern. Empowerment und psychiatrische Arbeit. Bonn: Psychiatrie Verlag 2000.
- Lorenz, R.: Salutogenese. München: Reinhardt 2005.
- *Pflege heute,* Lehrbuch für Pflegeberufe. 3. Aufl. München: Elsevier 2004.
- Pflege Lexikon. Hrsg. v.: Georg, J.; Frowein, M. Wiesbaden: Ullstein Medical, 1999.
- Pschyrembel® Wörterbuch Pflege . Hrsg. v.: Wied, S.; Warmbrunn, A.: Berlin: Walter de Gruyter 2003.
- Sailer, M.: Praxishandbuch: Patientenedukation. Elchingen: WK 2004.
- Sambale, M.: Empowerment statt Krankenversorgung. Hannover: Schlütersche 2005.
- Schüffel, W. et al.: Handbuch der Salutogenese. München: Urban & Fischer 1998.
- Schüller, M.: Salutogenese für Pflegeberufe in Theorie und Praxis. Marsberg: ASUG 2003.
- Springer Lexikon Pflege. Hrsg. v.: Anderson, K.; Anderson, L. Berlin: Springer 2000.
- Stähli, A.: Umgang mit Emotionen in der Palliativpflege. Stuttgart: Kohlhammer 2004.
- Wydler, H.: Salutogenese und Kohärenzgefühl. Weinheim: Juventa 2002.

Arbeitsvorschlag 4c: *Phänomene und Konzepte in der Beratung (Präsentation der Gruppenarbeit)*

Die Ergebnisse der Kleingruppen werden anschließend im Plenum vorgestellt. Je nach erstellten Medien wird das gemeinsame Glossar diskutiert oder die diversen Handouts zu den Phänomenen vorgestellt. Gemeinsam sollten die Lernenden immer wieder die Bedeutung und Relevanz der Phänomene für die Beratung von Patienten und Bezugspersonen diskutieren.

Arbeitsvorschlag 4d: *Gründe für die Beratung von Angehörigen (gelenktes Unterrichtsgespräch)*

Bis jetzt stand im Verlauf des Seminars die Beratung von Betroffenen und Patienten im Vordergrund. An dieser Stelle soll der Blickwinkel auf die Beratung von Angehörigen, Bezugspersonen, Familienmitglieder und Freunde ausgeweitet werden. Die Lernenden haben in ihren Praxiseinsätzen bereits mit Angehörigen zu tun gehabt. Im gelenkten Unterrichtsgespräch bringen sie ihre Erfahrungen ein und sammeln am Flipchart, welche wichtige Rolle die Angehörigenberatung in der Gesundheitsversorgung spielt. Zur weiteren Erarbeitung lesen die Lernenden ausgewählte Literatur, z. B. *Pflege heute* (2004, S. 300–301), und diskutieren anschließend die Bedeutung für das Beratungshandeln. Alternativ kann der Lehrende einen Dozentenvortrag vorbereiten und mit Hilfe von Folien oder einem Skript in das Thema Angehörigenberatung einführen.

Literatur zum Theoriehintergrund für die Lehrenden:

- Buijssen, H.: Beratung von pflegenden Angehörigen. Weinheim: Beltz 1997.
- Daneke, S.: Angehörigenarbeit. München: Urban & Fischer 2000.
- Fitzgerald Miller, J.: Coping fördern – Machtlosigkeit überwinden. Bern: Huber 2003, Kapitel 11.

- Friedemann, M.; Köhlen, C.: Familien- und umweltbezogene Pflege. 2. Aufl., Bern: Huber 2003.
- Gehring, M. et al. (Hrsg.): Familienbezogene Pflege. Bern: Huber 2001.
- George, W.; George, U.: Angehörigenintegration in die Pflege. München: Reinhardt 2003.
- George, W.: Angehörige in die Pflege einbeziehen. Pflegen ambulant, 16. Jg. (2005) 6.
- Holzer-Pruss, C.: Die Belastung der Angehörigen. In: Käppeli, S.: Pflegekonzepte. Band 3. Bern: Huber 2004.
- *Pflege heute,* Lehrbuch für Pflegeberufe. 3. Aufl. München: Elsevier 2004, S. 300–301, S. 1433–1434.
- Steimel, R.: Individuelle Angehörigenschulung. Hannover: Schlütersche 2003.
- Zielke-Nadkarni, A: Pflegehandeln personenbezogen ausrichten. Werkstattbücher zu Pflege heute. Hrsg. v.: Warmbrunn, A., München: Elsevier 2006, S. 75–80.

Arbeitsvorschlag 4e: *Inhalte der Angehörigenberatung (gelenktes Unterrichtsgespräch)*

In dieser Unterrichtssequenz geht es um typische Inhalte für die Angehörigenberatung. Anhand der Ergebnissicherung von Tag 2 (☞ Arbeitsvorschlag 2b) überprüfen die Lernenden, ob Angehörige zu den gleichen Themen beraten werden wie die Betroffenen selbst. Sie werden voraussichtlich zu dem Schluss kommen, dass es eine große Übereinstimmung in den Beratungsthemen gibt. Neue Beratungsanlässe, die typisch für Angehörige sind, werden ergänzt, z. B.:

- Umgang mit Trauer und Verlust
- Begleitung eines sterbenden Angehörigen
- Psychohygiene und Entlastung der pflegenden Angehörigen
- Unterstützungsangebote für pflegende Angehörige
- Bewältigungsstrategien bei (Geschwister-) Kindern
- Pflegerischer Umgang mit dem zu pflegenden Angehörigen (Körperpflege, Lagern, Mobilisation)
- Umgang mit psychisch kranken oder dementen Angehörige.

Arbeitsvorschlag 4f: *Beratungsgespräche mit Angehörigen (Rollenspiele in Kleingruppen)*

Die Lernenden üben das Beratungsverhalten in Rollenspielen. Wie im Arbeitsvorschlag 3h beschrieben (☞ Tag 3), werden weitere Rollenspiele durchgeführt, diesmal jedoch mit dem Fokus auf der Angehörigenberatung. Es können Sequenzen gespielt werden, in denen entweder nur die Angehörigen oder aber Patient und Angehöriger beraten werden. Dazu kann das Fallbeispiel von Herrn Meier erweitert und Frau Meier zu bestimmten Punkten beraten werden. Alternativ können die Lernenden auch selbst erlebte Szenen spielen, die sie im Rollenspiel aufarbeiten wollen.

Arbeitsvorschlag 4 g: Plenum: *Fazit aus den Rollenspielen (gelenktes Unterrichtsgespräch im Plenum)*

Wie am Vortag wird ein abschließendes Fazit aus den Rollenspielen gezogen (☞ Arbeitsvorschlag 3j).

4.1.5 Anleitung in Schritten – Tag 5

Zeit (Minuten)	Phase	Methode/Sozialform	Zieldimension	Medien/ Materialien
10	Einstieg	Plenum: Begrüßung, Zusammenfassung des gestrigen Tages; Vorstellung des Tagesplans	Orientierung Anknüpfen an Vortag Interesse wecken	Flipchart: Seminarplan
30	Einstieg Erarbeitung	Gelenktes Unterrichtsgespräch: *Unterschiede und Gemeinsamkeiten zwischen einem Kochrezept und einer Anleitung in der Pflege*	Lernende werden sich der Bedeutung von Anleitung bewusst	Folie mit Kochrezept Flipchart Arbeitsvorschlag 5a
25	Erarbeitung	Plenum: Dozentenvortrag *Anleitung als Prozess und Bedingungsanalyse*	Lernende verstehen Anleitung als individuell strukturierten Lern- und Trainingsprozess	Handout/Folien Arbeitsvorschlag 5b
25	Übung Anwendung	Kleingruppe: Gruppenarbeit *Anleitungsbedarf von Herrn und Frau Meier und Bedingungsanalyse*	Lernende erheben den Anleitungsbedarf, die Lernvoraussetzungen und die Motivation und beziehen sie in die Anleitungsplanung ein	Falldarstellung Arbeitsvorschlag 5c
Pause				
30	Sicherung	Plenum: Auswertung der Gruppenarbeit *Anleitungsbedarf von Herrn und Frau Meier und Bedingungsanalyse*	dito	Arbeitsvorschlag 5d
30	Erarbeitung	Plenum: Dozentenvortrag *Lernziele und schrittweise Demonstration*	Lernende kennen Anleitungsmethoden Lernende planen Lernziele für die Anleitung und strukturieren den Anleitungsprozess bedürfnisorientiert	Arbeitsvorschlag 5e evtl. Handout/Folien
60	Übung Anwendung	Kleingruppe: Gruppenarbeit *Anleitungsplanung von Herrn und Frau Meier*		Arbeitsvorschlag 5f *Pflege heute* Broschüren
Pause				
90	Synthese Präsentation	Plenum: Kleingruppen *Präsentation der Anleitungsplanung und Demonstration im Rollenspiel*	Lernende führen einen stufenweise geplanten Anleitungsprozess durch	Arbeitsvorschlag 5g Medien zur Präsentation
Pause				
30	Transfer	Plenum: Gelenktes Unterrichtsgespräch *Evaluation von Anleitungen und Feedback*	Lernende kennen die Bedeutung der Evaluation von Anleitungen und des Feedbacks	Arbeitsvorschlag 5h Folien Arbeitsblatt

Tab. 4.6: Unterrichtsplanung für Tag 5.

Zeit (Minuten)	Phase	Methode/Sozialform	Zieldimension	Medien/ Materialien
		Dokumentation von Beratung und Anleitung		
30	Abschluss	Plenum: *Ausblick auf die weitere Einbettung von Beratung im Curriculum, Seminarauswertung*		Arbeitsvorschlag 5i Übersicht Curriculum Praxisauftrag

Tab. 4.6: *Fortsetzung*

Arbeitsvorschläge zu Tag 5

Arbeitsvorschlag 5a: *Unterschiede zwischen und Gemeinsamkeiten von einem Kochrezept und Anleitung in der Pflege (gelenktes Unterrichtsgespräch im Plenum)*

Nach vier Tagen mit dem Fokus auf Beratung wurde das Thema Anleitung schon mehrmals gestreift und rückt jetzt am fünften Tag ins Zentrum der Betrachtung. Zum Einstieg in das Thema bekommen die Lernenden eine Folie mit einem Kochrezept präsentiert. Der Lehrende fordert sie auf, sich an ihre eigene Praxisanleitung bzw. an bisherige Erfahrungen mit der Patientenanleitung zu erinnern. Sie sollen nun Unterschiede zwischen einem Kochrezept und der Anleitung in der Pflege benennen. Alle Ergebnisse werden auf Flipchart visualisiert (☞ Tab. 4.7).

Gemeinsamkeiten	Unterschiede
Zutaten für das Rezept und notwenige Hilfsmittel für die Anleitung müssen bekannt sein und vorbereitet werden	Bei der Anleitung geht es darum, vorab Ziele zu setzen, in einem Kochrezept gibt es keine oder wenig Ziele
Sowohl beim Anleiten als auch beim Kochen geht man in strukturierten Schritten vor, die sehr detailliert beschrieben werden	Beim Anleiten geht es um ein Aushandeln mit dem Patienten und den Angehörigen. Seine Bedürfnisse, Gefühle, Motivationen spielen eine zentrale Rolle. Er ist aktives Subjekt, beim Kochen geht es um passive Objekte, die keine eigenen Bedürfnisse haben
Beim Anleiten und beim Kochrezept ist es wichtig, eine klare und gut verständliche Sprache zu wählen	Das Kochrezept ist bereits fertig schriftlich fixiert, es kann nicht mehr auf die individuellen Kompetenzen des Kochs eingegangen werden. Bei der Anleitung werden die Lernvoraussetzungen des Patienten einbezogen und die Sprache auf das Sprachniveau des Patienten abgestimmt
Kochen und Anleiten sind auf das Ausführen von Fertigkeiten und Handlungen ausgerichtet; bei beiden ist entsprechendes Fachwissen notwendig	
Kochen und Anleiten sind vollständige Handlungen	Im Anleitungsprozess können bei Bedarf Teilschritte geübt werden und die Handlung in Sequenzen unterteilt werden; beim Kochen macht das wenig Sinn
Sowohl beim Kochen als auch Anleiten muss auf aktuelle Veränderungen reagiert werden. Es geht nicht immer alles glatt, sondern in der aktuellen Situation sollten die Handlungen angepasst werden.	

Tab. 4.7: Vergleich zwischen Anleitung in der Pflege und Kochrezept.

Gemeinsamkeiten	Unterschiede
Ähnlich wie beim Kochen verläuft Anleitung in vier Phasen: 1. Vorbereiten 2. Planen 3. Durchführen 4. Evaluieren	Beim Anleiten erfolgt die Durchführung in mehreren Schritten: 1. Information 2. Demonstration 3. Patient führt unter Anleitung die Handlung durch 4. Patient übt alleine und bekommt Rückmeldung von den Pflegenden 5. Patient handelt selbstständig. Diese Schritte gibt es beim Kochen nicht. Es gibt auch kein Feedback zum Kochprozess
Sowohl beim Anleiten als auch Kochen gibt es am Ende eine Überprüfung und Bewertung des Ergebnisses	

Tab. 4.7: *Fortsetzung*

Arbeitsvorschlag 5b: *Anleitung als Prozess und Bedingungsanalyse (Dozentenvortrag im Plenum)*

Nachdem die Lernenden für das Thema sensibilisiert wurden, schließt sich eine Inputphase des Lehrenden an. Mit Hilfe von Folien oder einem Handout stellt er den vierstufigen Anleitungsprozess vor und verdeutlicht, was in welcher Phase genau passiert (☞ 2.2.1). Er zeigt die Bedeutung einer ausführlichen Bedingungsanalyse in der Vorbereitungsphase auf (☞ 2.2.2). Dann sammelt er entweder gemeinsam mit den Lernenden Fragen, die für die Bedingungsanalyse entscheidend sind oder stellt sie selbst vor. Dabei müssen alle drei Bereiche berücksichtigt werden:

- Vorüberlegungen zum Lernbedarf und Erhebung des Anleitungsbedarfs
- Vorüberlegungen zu den Lernvoraussetzungen und deren Erhebung
- Vorüberlegungen zu Motivation und deren Erhebung.

Ergänzende Literatur: George, W; George, U., 2003, S. 104, Tabelle 9.2. Ergebnisse dienen als Raster für die Bedingungsanalyse.

Arbeitsvorschlag 5c: *Anleitungsbedarf von Herrn und Frau Meier und Bedingungsanalyse (Kleingruppe)*

Im nächsten Schritt haben die Lernenden die Möglichkeit zu üben. Dazu wird auf den Fall von Herrn und Frau Meier (☞ Kapitel 6, Arbeitsblatt D) zurückgegriffen. Die Lernenden analysieren in Kleingruppen, welchen Anleitungsbedarf sie bei Herrn und Frau Meier identifizieren können. Darüber hinaus erarbeiten sie mit Hilfe des Analyserasters für die Bedingungsanalyse die Lernvoraussetzungen der beiden und erheben die Motivation. Einige Aspekte sind im Fallbeispiel nicht dezidiert eingearbeitet. Deswegen sollten die Gruppen sich überlegen, welche weiterführenden Informationen sie noch erheben würden.

Arbeitsvorschlag 5d: *Auswertung der Gruppenarbeit (Plenum)*

Die Kleingruppen stellen vor, welchen Anleitungsbedarf sie bei Herrn und Frau Meier identifizieren konnten.

Möglicher Anleitungsbedarf:

- Anleitung zum Stomasystemwechsel
- Anleitung zur s.c.-Injektion z.B. von Morphin-Spritzen als Bedarfsmedikation bei Schmerzen
- Anleitung zum Applizieren eines Klysmas in den Anus praeter bei persistierender Obstipation
- Anleitung zum Führen eines Ernährungs- und Trinkprotokolls (Obstipationsprophylaxe)
- Anleitung zum Umgang mit einem Schmerztagebuch und der VAS Skala
- Anleitung zur kinästhetischen, schmerzarmen Mobilisation.

Dann stellen die Lernenden vor, welche Lernvoraussetzungen sie bei Herrn und Frau Meier identifizieren konnten bzw. noch im Vorgespräch erfassen sollten.

Arbeitsvorschlag 5e: *Lernziele und schrittweise Demonstration (Dozentenvortrag im Plenum)*

Nachdem die Lernenden den ersten Schritt des Anleitungsprozesses durchlaufen haben, werden sie durch einen Dozentenvortrag in die nächsten beiden Schritte eingeführt. Der Lehrende verdeutlicht an einem Beispiel, wie eine pflegerische Handlung in Handlungsschritte zerlegt wird (evtl. ist den Lernenden dieses Vorgehen von praktischen Übungen pflegerischer Fertigkeiten bereits vertraut – Handlungsketten im Skillslab). Der Lehrende erläutert, warum es wichtig ist, das Erlernen von Teilschritten für den Patienten und Angehörigen zu planen. Um zu verdeutlichen, wie ein Lernprozess in seiner Komplexität abgestuft aufgebaut ist, werden die Lernenden in das Thema Lernziel (☞ Kapitel 2.2.3) eingeführt:

- Was ist ein Ziel?
- Lernzieltaxonomien
- Formulierung von Lernzielen.

Den Abschluss des Dozentenvortrags bildet die Darstellung der Durchführungsphase. Mit den Lernenden wird gemeinsam die Bedeutung der folgenden Teilschritte überlegt:

1. Die Pflegekraft gibt dem Patienten relevante Informationen
2. die Pflegekraft demonstriert die Handlung
3. der Patient führt die Handlung unter Anleitung durch
4. der Patient übt alleine (unter Beobachtung) und bekommt Rückmeldung von den Pflegenden
5. der Patient handelt selbstständig.

Die Lernenden werden angeregt, sich an eigene Lernerfahrungen zu erinnern.

Arbeitsvorschlag 5f: *Anleitungsplanung von Herrn und Frau Meier (Kleingruppenarbeit)*

Auf die theoretische Einführung in die Anleitungsplanung folgt eine entsprechende Übung. Die Lernenden teilen sich in Arbeitsgruppen (☞ Tab. 4.8) auf und planen jeweils einen Anleitungsprozess zu dem bei Herrn und Frau Meier diagnostizierten Anleitungsbedarf. Dabei sollten die Lernenden engmaschig betreut werden, da es ihnen vermutlich schwer fallen wird, Handlungen in Teilschritte zu zerlegen und dazu Lernziele zu formulieren.

Herr Meier	Frau Meier
Gruppe A: Kinästhetische Mobilisation	Gruppe B: Kinästhetische Mobilisation
Gruppe C: subkutane Injektion	Gruppe D: subkutane Injektion
Gruppe E: Stomasystemwechsel	Gruppe F: Stomasystemwechsel

Tab. 4.8: Aufteilung der Gruppenarbeiten zum Thema „Anleitungsbedarf von Herrn und Frau Meier".

Literatur für die Lernenden:

- Moltmann, E.; Witt, M.: Beratung und Anleitung am Beispiel kinästhetischer Mobilisation: Wissen vermittelt Sicherheit. Pflegezeitschrift (2005) 7, S. 430–431.
- Netzwerk Patienten- und Familienedukation in der Pflege e.V. in Kooperation mit der Universität Witten/Herdecke: Mikroschulung: Konzept zur Erstellung von „Mikroschulungen" am Beispiel der „Subkutanen Injektion", 2005. www.patientenedukation.de
- *Pflege heute,* Lehrbuch für Pflegeberufe. 3. Aufl. München: Elsevier 2004.
- Schneider, K.; Welling, K.: Pflege und Krankheitserleben von Menschen mit Bewegungseinschränkungen. Grundlagen der Pflege, Heft 10; Prodos 2002, S. 4.
- Unterricht Pflege 4/2002.
- Broschüren zu Stomaversorgung, Subkutan-Injektion, Schmerz sowie Kinästhetik-Bilder.

Arbeitsvorschlag 5 g: *Präsentation der Anleitungsplanung und Demonstration im Rollenspiel (Plenum)*

Die Auswertung der Kleingruppen kann entweder im gesamten Plenum erfolgen oder in einer geteilten Klasse mit zwei Lehrenden (intensivere Auswertung möglich). Teilt man die Klasse, ist es wichtig, dass sowohl Gruppen zur Patienten- als auch Angehörigenanleitung vertreten sind. So werden Unterschiede und Gemeinsamkeiten in der Anleitung dieser beiden Zielgruppen deutlich. Die Gruppen haben ca. 30 Minuten zur Verfügung. Anhand eines Flipcharts oder mit Hilfe einer Folie stellen sie ihre Anleitungsplanung und Zielformulierung vor und verdeutlichen ihr Vorgehen in einem kleinen Rollenspiel. In diesem Rollenspiel wird ein Teil der Anleitungssequenzen gespielt. Die Lernenden zeigen darin, wie sie das Vormachen und Erklären am und mit dem Patienten bzw. Angehörigen vernetzen. Jede Planung und das dazugehörige Rollenspiel werden kurz in der Gruppe reflektiert und ausgewertet. Dadurch, dass verschiedene Handlungen vorgestellt werden, können sich die Lernenden mit einem breiten Spektrum an Anleitungsprozessen beschäftigen und erkennen die Gemeinsamkeiten beim Zerlegen der Handlungsschritte. Dies hilft ihnen, das Vorgehen später auch auf andere Handlungen und Anleitungssequenzen zu übertragen.

Arbeitsvorschlag 5h: *Evaluation von Anleitungen und Feedback. Dokumentation von Beratung und Anleitung (gelenktes Unterrichtsgespräch im Plenum)*

Im Anschluss daran wird im gelenkten Unterrichtsgespräch erarbeitet, welche Rolle die Evaluation und das Feedback im Anleitungsprozess spielen. Es wird verdeutlicht, dass es wichtig ist, nach den Trainingsphasen des Patienten und Angehörigen zu überprüfen, inwieweit die festgelegten Lernziele erreicht wurden. Zur Verstärkung erhält der Patient Lob oder Hinweise zur Verbesserung. Konnten bestimmte Lernziele nicht erreicht werden, sollten sie modifiziert und neue Übungsschritte geplant werden (☞ Kapitel 2.2.5).

Zum **Abschluss der gesamten Woche** ist es wichtig, auf Chancen und Grenzen der Dokumentation von Beratung und Anleitung einzugehen. Im Gespräch mit den Lernenden sollte die Spannbreite zwischen Schweigepflicht und Dokumentationspflicht bezogen auf Beratung und Anleitung thematisiert werden. In der Pflegepraxis ist es bis jetzt wenig üblich, Beratungsgespräche und Anleitungen zu dokumentieren. Häufig fehlt es an geeigneten Dokumentationsmaterialen. Der Lehrende macht deutlich, dass das prozesshafte Geschehen sowohl von Beratung als auch von Anleitung einen kontinuierlichen Informationsfluss unabdingbar macht und dieser gewährleistet werden muss. Gemeinsam wird besprochen, welche Inhalte des Beratungsgespräches bzw. der Anleitung an welcher Stelle der Patientenakte dokumentiert werden könnten. Gleichzeitig können Ideen für eine mögliche Dokumentation festgehalten werden. Es gibt bereits wenige strukturierte Dokumentationsbögen für Beratung und Anleitung, die der Lehrende exemplarisch vorstellen könnte. Abschließend bespricht er mit der Gruppe, inwieweit Beratung und Anleitung Inhalt der Übergabe sein sollten.

Literatur zu Dokumentationsbögen:

- Buchna, M. et al.: Anleitung zur Tracheostoma-Pflege. Köln: Fahl Medizintechnik-Vertrieb 2005 (zu bestellen unter: www.fahl.de).
- London, F.: Informieren, Schulen, Beraten. Bern: Huber 2003, S. 139.

Arbeitsvorschlag 5i: *Ausblick und Seminarabschluss (Plenum)*

Der Erwerb von Beratungs- und Anleitungskompetenz ist im Curriculum spiralig aufgebaut. Diese erste Seminarwoche stellt die Basis für die weitere Kompetenzentwicklung dar. Deswegen sollte den Lernenden transparent gemacht werden, wann und in welchem Zusammenhang ihnen das Thema Beratung und Anleitung in der Ausbildung wieder begegnen wird. So ist für die Lernenden nachvollziehbar, wie ihr Kompetenzerwerb weitergeht und an welcher Stelle an diese Seminarwoche angeknüpft wird. Im optimalen Fall haben die Lernenden nach dieser Seminarwoche die Gelegenheit, das Gelernte im Praxisfeld umzusetzen, zu üben und zu vertiefen. Dann könnte der Lehrende zum Seminarende einen Praxisauftrag (☞ Arbeitsblatt F, Kapitel 6) zu Beratung und Anleitung vorstellen und erläutern. Somit wäre die Theorie-Praxis-Verknüpfung gesichert oder zumindest angebahnt (☞ Kapitel 3.5).

Zum Seminarabschluss wird eine Auswertung des Seminars vorgenommen. Dazu gibt es vielfältige Methoden: Blitzlicht, Feedback mit Leitfragen, Punktabfragen, Aufstellungen im Raum zu unterschiedlichen Fragen, Evaluationsbogen, „Ich packe meinen Koffer und nehme mit …“. Die Autoren schlagen die Auswertungsmethode „*Handorientierte Evaluation*“ vor (Muster-Wäbs; Schneider, 1999, S. 57). Dazu wird an einer

Pinwand eine große Hand aufgezeichnet. Alle Lernenden malen ihre eigene Hand auf ein Blatt Papier und führen die Auswertung nach den folgenden Fragen durch:

- Worauf habe ich den Daumen gehalten? (Daumen)
- Was wollte ich noch sagen? (Zeigefinger)
- Was stand für mich im Mittelpunkt? (Mittelfinger)
- Was war für mich das Schmuckstück? (Ringfinger)
- Was ist für mich zu kurz gekommen? (kleiner Finger)

Die Lernenden wählen aus den Fingern einen für sie sehr bedeutenden Aspekt aus und schreiben ihn auf eine Moderationskarte. Im Plenum werden dann die Karten vorgestellt und an den entsprechenden Finger mit Pinnnadeln befestigt. Dadurch können die Lernenden für sich ein Resümee aus der Woche ziehen. Der Lehrende bekommt eine Rückmeldung zur Gestaltung der Seminarwoche und kann für sich Rückschlüsse für zukünftige Seminare ziehen.

4.2 Problemorientiertes Lernen: „Entlassungsmanagement in der Pflege"

4.2.1 Thematische Einführung

Eine strukturierte und geplante Entlassung spielt im sich verändernden Gesundheitssystem eine bedeutende Rolle. Die Übernahme von Eigenverantwortung der Patienten und Angehörigen (Autonomie-Bestreben) kann durch ein professionelles **Entlassungsmanagement** gefördert werden. Zudem werden Rehospitalisation (Drehtüreffekt) und Versorgungsbrüche an den so genannten Schnittstellen vermieden bzw. reduziert. Außerdem sieht das DRG-System eine rechtzeitige Entlassung aus ökonomischen Gründen vor. Das Entlassungsmanagement ist eingebettet in eine gesundheitspolitische Diskussion, die Desintegrations- und Fragmentierungserscheinungen reduzieren will. Innovative Konzepte wie Case Management, Managed Care, Disease Management, Clinical Pathways (Versorgungspfade) und Integrierte Versorgung werden derzeit diskutiert, implementiert und evaluiert. Dabei ist noch offen, welche Berufsgruppen die unterschiedlichen Steuerungs- und Koordinationsaufgaben übernehmen werden. Wichtig wird es sein, traditionelle Professionsgrenzen zu überschreiten und die multiprofessionelle Kooperation in das Zentrum des gemeinsamen Versorgungsauftrages zu stellen. Dabei gilt es, institutionelle Grenzen zu überbrücken und im Sinne eines Übergangsmanagements die Versorgungskontinuität zwischen verschiedenen Gesundheitseinrichtungen zu sichern.

In diese Debatte muss sich die Pflege einmischen und ihren Stellenwert deutlich machen (vgl. König, 2006). Bis dato hat die Pflege alle patientenfernen Tätigkeiten als „Papierkram" und pflegefremd empfunden. Mit dem Entlassungsmanagement wendet sie sich jedoch bewusst strukturschaffenden und ablauforientierten Aufgaben zu. Es ist der Beitrag der Pflege zur Integration von Versorgungs- und Betreuungsleistungen, die gesundheitspolitisch dringend gefordert werden. Damit erweitert sich das Handlungsfeld der Pflege deutlich.

Eine kontinuierliche und bedarfsgerechte Versorgung des Patienten ist das Ziel jeder Überleitung oder Entlassung. Es gilt, eine Beeinträchtigung der Lebensqualität des Patienten und seine Überforderung sowie eine Überlastung seiner Angehörigen zu vermeiden. Beratung und Anleitung der Patienten und Angehörigen nehmen im Entlassungsprozess einen großen Stellenwert ein. Damit werden Patienten und Angehörige explizit in das Geschehen einbezogen. Entlassung wird also von einem paternalistischen Konzept zu einem patientenorientierten Prozess in der Pflege.

4.2.2 Zielsetzung

Viele Experten, die sich in den letzten Jahren mit **Entlassungsmanagement und Pflegeüberleitung** beschäftigt haben, bemängeln die zaghafte bis unzureichende Umsetzung in der Pflegepraxis. Sie führen dies unter anderem auf das fehlende Selbstverständnis, die mangelnden Kompetenzen und die unzureichende Ausbildung der Pflegenden in Bezug auf das Entlassungsmanagement zurück. Diesem Defizit wirkt die Novellierung des Krankenpflegegesetzes durch eine intensive Auseinandersetzung mit dem Entlassungsmanagement in der Ausbildung entgegen. Im Unterricht sollte insbesondere die systematische und durch Kriterien und Instrumente geleitete Vorgehensweise beleuchtet werden.

Dangel beschreibt die folgenden qualifikatorischen Voraussetzungen der Pflegekräfte in Bezug auf das Entlassungsmanagement:

- **Umfassendes pflegerisches Wissen im entsprechenden Bereich, z. B. Pflege von psychisch Kranken oder von ehemaligen Frühgeborenen**
- **Kenntnisse zu Kommunikation und Gesprächsführung für die Interaktion mit Patienten und Angehörigen**
- **Beratungskompetenz**
- **pädagogische Fähigkeiten zur Information, Anleitung und Schulung von Patienten und Angehörigen**
- **methodische und fachliche Kompetenz für die Auswahl und Anwendung von geeigneten (Assessment-)Instrumenten, z. B. Expertenstandard zur Dekubitusprophylaxe**
- **sichere Kenntnis des Pflegeprozesses**
- **didaktische und methodische Kenntnisse zur Anleitung neuer Mitarbeiter und Auszubildender in der Entlassungsplanung**
- **Wissen über die Tätigkeitsbereiche anderer Berufe für eine berufs- und einrichtungsübergreifende Zusammenarbeit**
- **Kooperation mit anderen Berufen und Einrichtungen**
- **Kenntnis über Möglichkeiten und Struktur weiterversorgender Einrichtungen**
- **Planungs- und Moderationskompetenz**
- **Kenntnisse zur Struktur der Kostenträger, ihrer Zuständigkeiten und geregelter Grundlagen**
- **Fachwissen zu relevanten rechtlichen Regelungen und Verfahren**
- **Kenntnisse zu pflegebezogenen Hilfen, z. B. Hilfsmittel, ehrenamtliche Dienste**
- **Fähigkeit zu Reflexion und abstraktem Denken (Dangel, 2004, S. 50).**

4.2.3 Methode und Medien

Beim Entlassungsmanagement sind neben fachlichem Wissen (☞ oben) vor allem soziale und personale Kompetenzen wie Reflexionsfähigkeit, Fähigkeit zu Teamarbeit und Konfliktfähigkeit von Bedeutung. Darüber hinaus sind Methodenkompetenz zu Planung, Kooperation und Koordination, also Selbstorganisationskompetenzen, sowie das Vernetzen von Wissensbezügen wichtig für ein gelungenes Entlassungsmanagement.

Daher schlagen die Autoren die Erarbeitung des Themas mit Hilfe des **Problemorientierten Lernens (POL)** vor. Diese Methode wird dem Erwerb all der genannten Schlüsselkompetenzen am meisten gerecht. Da die Unterrichtsequenz im dritten Ausbildungsjahr liegt, kann diese Lerneinheit gut zur Zusammenführung aller bis dahin erworbenen Wissensbestände und Kompetenzen genutzt werden. Damit dient sie gleichzeitig der Wiederholung vor dem Examen. Abhängig davon, ob die Lernenden bereits Erfahrungen mit Problemorientiertem Lernen gemacht haben, kann entweder an diese Methodenkompetenz angeknüpft oder eine Einführung in die Methode des „Siebensprungs" vorangestellt werden.

Ausgangspunkt ist der Fall von Frau Mertens (☞ Arbeitsblatt E, Kapitel 6). Mit Hilfe dieses Falles durchlaufen die POL-Gruppen die ersten fünf Schritte des POLs (☞ Tab. 4.9). Dazu ist es hilfreich, die Klasse in kleinere Gruppen zu unterteilen, die jeweils bei den ersten Schritten von einem Tutor begleitet werden. Deshalb werden in der ersten Stunde mehrere Lehrende benötigt, um den Lernprozess gut zu betreuen. Sind die Lernenden in der zeitlich größten Phase 6 (Recherche und Literaturstudium), ist ein Lehrender ausreichend, um diesen Prozess zu steuern und zu begleiten.

Literatur zur Einführung in problemorientiertes Lernen:

- Fischer, R.: Problemorientiertes Lernen in Theorie und Praxis. Stuttgart: Kohlhammer 2004.
- Glen, S.; Wielkie, K.: Problemorientiertes Lernen für Pflegende und Hebammen. Bern: Huber 2001.
- Moust, J. et al.: Problemorientiertes Lernen. München: Urban & Fischer 2001.

POL-Schritte	Bedeutung des POL-Schrittes und konkrete Handlung
Schritt1: Unklare Begriffe klären	In dieser Phase geht es darum, dass die Lernenden sich gegenseitig unklare Begriffe kurz erklären oder sammeln, welche Begriffe noch weiter geklärt werden müssen. Es geht einerseits darum, an das Vorwissen der Lernenden anzuknüpfen und andererseits eine Basis zu schaffen, damit alle von einem gleichen Verständnis ausgehen.
Schritt 2: Das Problem benennen	In dieser Phase geht es darum, auf den Punkt zu bringen, was das zentrale Problem ist, an dem gearbeitet werden soll. Meist geht hier die Gruppe automatisch zu Schritt 3 über.
Schritt 3: Das Problem analysieren	In Schritt 3 geht es darum, das Problem in Teilprobleme zu zerlegen und das ganze Spektrum von Aspekten, die im Fall stecken, zusammenzutragen. Mit Hilfe eines Brainstormings oder einer Kartenabfrage sollen alle Ideen, Vermutungen und Assoziationen der Lernenden geborgen werden. Wichtig ist, dass keine Idee

Tab. 4.9: Siebensprung im Problemorientierten Lernen.

POL-Schritte	Bedeutung des POL-Schrittes und konkrete Handlung
	untergeht, alle zu Wort kommen und nicht zu früh Ideen bewertet und deshalb nicht weiter verfolgt werden. Hier ist es von Bedeutung, dass alle Aspekte für alle sichtbar visualisiert werden und der Moderator (evtl. mit Unterstützung des Tutors) den Prozess gut steuert.
Schritt 4: Lösungen suchen und bewerten	Erst in dieser Phase werden alle Problemaspekte sortiert, geordnet und in Verbindung gebracht. In dieser Phase werden Ideen diskutiert, bewertet, begründet und entweder weiterverfolgt oder als weniger relevant zurückgestellt. In dieser Phase wird deutlich, in welche Richtung die weitere Arbeit läuft und welche Schwerpunkte sich die Gruppe setzt. Jetzt kann der Tutor noch fehlende Perspektiven ergänzen (oder er wartet das Literaturstudium ab und steuert dann entsprechend).
Schritt 5: Lernziele festlegen	Sind die Schwerpunkte klar, werden in diesem Schritt konkrete Lernziele festgelegt, damit alle Lernenden wissen, was ihre Aufgabe ist. Am besten geeignet ist das Erarbeiten von Fragen (falls nicht schon vorhanden). Mit diesen konkreten Fragen gehen die Lernenden an das Literaturstudium.
Schritt 6: Recherche und Literaturstudium	Für die Recherchephase sollte den Lernenden Zugang zum Internet, zu hausinternen oder öffentlichen Bibliotheken und zu Fachzeitschriften ermöglicht werden. Um Zeit zu sparen, kann auch ein Büchertisch mit ausgewählter Literatur zur Verfügung gestellt werden. Die Lernenden brauchen ausreichend Zeit für ihr Selbststudium in der Schule oder zu Hause. Die Art der Ergebnissicherung sollte vorab geklärt werden, z. B. das Erstellen einen Handouts. In dieser Phase kann es interessant sein, Experten in den Unterricht einzuladen, z. B. eine Pflegekraft, die verantwortlich für das Entlassungsmanagement ist oder einen Mitarbeiter aus einem Hospiz oder aus der ambulanten Pflege, der etwas über die Aufnahmebedingungen referiert.
Schritt 7: Synthese und Präsentation	Im letzten Schritt werden alle Erkenntnisse in einer Synthese zusammengefasst. Dies kann in Form einer Diskussion innerhalb der POL-Gruppen geschehen oder als Ergebnispräsentation aller POL-Gruppen im Plenum. Dazu könnten auch Experten eingeladen werden. Meist ist es wichtig, ein gemeinsames Synthesetreffen nach einer bestimmten Zeit der Recherche zu vereinbaren. Hier können dann alle Lernenden das bereits Herausgefundene austauschen. Der Tutor kennt den Stand der Recherche und kann evtl. weiterführende Hinweise geben. Danach sollte noch einmal Zeit für eine weiterführende Recherche und das Erstellen des Handouts sein. Es hat sich bewährt, als Tutor das Handout Korrektur zu lesen und der Gruppe ein Feedback zu geben, bevor es veröffentlicht wird. Zum Abschluss ist es wichtig, den Verlauf der POL-Gruppe mit den Lernenden zu reflektieren und die Lernenden zu ermutigen, sich gegenseitig Rückmeldung zu geben. Auch ein Feedback des Tutors zum Prozess und Ergebnis ist wichtig für den weiteren Lernerfolg.

Tab. 4.9: *Fortsetzung*

Literatur für die Lernenden zur POL-Arbeit zum Thema „Entlassungsmanagement“:

- Dangel, B.: Pflegerische Entlassungsplanung. München: Urban & Fischer 2004.
- Dash, K.; Zarle, N.; O´Donell, L.: Entlassungsplanung und Pflegeüberleitung. München: Urban & Fischer 2000.
- Deutsches Netzwerk für Qualitätsentwicklung in der Pflege (Hrsg.): Nationaler Expertenstandard „Entlassungsmanagement in der Pflege“. Osnabrück: DNQP 2004.
- Dörpinghaus, S. et al.: Überleitung und Casemanagement in der Pflege. Deutsches Institut für angewandte Pflegeforschung (Hrsg.). Hannover: Schlütersche 2004.

- Emmrich, D.; Hotze, E.; Moers, M.: Beratung in der ambulanten Pflege. Kallmeyersche 2006.
- Ewers, M.; Schaeffer, D.: Casemanagement in Theorie und Praxis. Bern: Huber 2000.
- George, W.; George, U.: Angehörigenintegration in die Pflege. München: Reinhardt 2003, Kapitel 12, 13, 18.
- Gittler-Hebestreit, N.: Pflegeberatung im Entlassungsmanagement. Hannover: Schlütersche 2006.
- Hartje, S.: Beratungsbedarf von Angehörigen sterbender Menschen – Ansätze für die ambulante Begleitung. Unterricht Pflege, (2005) 3, S. 9–18.
- Keppler, P.: Überleitungspflegende informieren, beraten und managen. Pflegezeitschrift, (2001) 7; S. 467–486.
- Koch-Straube, U.: Beratung in der Pflege. Bern: Huber 2001, Kapitel 9.4.
- Korinth, A.; Hassler, M.: Natürlich brauchen wir Kommunikation, aber müssen wir darüber sprechen. Kommunikation im Pflege-Case-Management. PrInternet, 8. Jg. (2006) 5; S. 298–305.
- Luisiadi, S.: Überleitungsmanagement. München: Urban & Vogel 2004.
- Olewski, U.; Fünfstück, M.; Goetze, H.: Entlassungsmanagement als neue Aufgabe der Pflege. Die Schwester/Der Pfleger, 43. Jg. (2004), 10, S. 730–734.
- *Pflege heute,* Lehrbuch für Pflegeberufe. 3. Aufl. München: Elsevier 2004, S. 134–139.
- Reibnitz von, C: Integrierte Versorgungsformen stellen neue Anforderungen an die Pflegeausbildung. PrInterNet, 7. Jg. (2005) 12, S. 150–155.
- Sieger, M.; Kunstmann, W.: Versorgungskontinuität durch Pflegeüberleitung. Frankfurt/M.: Mabuse 2003.
- Wingenfeld, K.: Die Entlassung aus dem Krankenhaus. Bern: Huber 2005.
- Zimmermann, D.: Versorgungskontinuität sichern. Teil 1. Die Schwester/Der Pfleger, 43. Jg. (2004) 10, S. 736–741 und 43 (11); S. 824–828.
- Zimmermann, D.: Versorgungskontinuität sichern. Teil 2. Die Schwester/Der Pfleger 43. Jg. (2004) 11, S. 824–828.

4.2.4 Möglicher Erwartungshorizont für die POL-Sequenz

Beim problemorientierten Lernen hängen das Lernergebnis und die Schwerpunktsetzung der Themen letztlich von der POL-Gruppe und deren Lernzielen ab. Trotzdem hat es sich bewährt, wenn auch die Lehrenden im Vorfeld für sich klären, welche Themenschwerpunkte im Fall enthalten sind oder welchen persönlichen Fokus sie befürworten. So können sie die Lernenden im fünften Schritt beim Eingrenzen des Themas besser unterstützen. Zur Hilfestellung wurden hier die möglichen Themenschwerpunkte aufgeführt, die in POL weiter bearbeitet werden können.

Mögliche inhaltliche Schwerpunkte zum Thema „Entlassungsmanagement"

- Ziele und Organisationsformen des Entlassungsmanagements
- Nationaler Expertenstandard „Entlassungsmanagement in der Pflege": Struktur-, Prozess-, Ergebniskriterien

- Casemanagement und Schnittstellenmanagement als Aufgaben der Pflege!?
- Glossar: Entlassungsmanagement, Casemanagement, Pflegeüberleitung, Überleitungspflege, Managed Care, Disease Management, Clinical Pathways, Integrierte Versorgung
- Organisatorische und strukturelle Rahmenbedingungen für ein professionelles Entlassungsmanagement
- Anforderungen an eine gelungene Überleitung
- Ablauf eines strukturierten Entlassungsprozesses
- Instrumente im Entlassungsmanagement
- Aufgabenschwerpunkte im pflegerischen Entlassungsmanagement
- Rolle der Beratung und Anleitung im Entlassungsmanagement
- Checkliste der zu organisierenden Aspekte und vernetzenden Beteiligten und Organisationen; Dokumentation des Entlassungsmanagements

Mögliche inhaltliche Schwerpunkte zum Fall „Frau Mertens"

- Problemfelder zu Hause
- Emotionale Auswirkungen der Verlegung in die unterschiedlichen Einrichtungen bei den unterschiedlichen Beteiligten (Ängste von Frau Mertens, Belastungsgrenzen der Angehörigen)
- Entscheidungsprozesse
- Kenntnisse zu den unterschiedlichen Versorgungsformen (Heim, ambulante Pflege, Rehabilitation, stationäres Hospiz, ambulanter Hospizdienst)
  - Aufnahmekriterien
  - Finanzierung
  - räumliche und personelle Bedingungen
- Gesellschaftliche Position der Einrichtung (Tabuisierung des Hospizes, Stigmatisierung des Heimes etc.)
- Inhalt und Form des Pflegeverlegungsberichts bzw. Überleitungsbogens
- Interprofessionelle Vernetzung und kollegiale Beratung mit:
  - Sozialarbeiterin der Klinik
  - Sozialarbeiterin oder Pflegedienstleitung des Altenheims
  - Sozialarbeiterin oder Pflegedienstleitung des Hospizes
  - Pflegekräften des ambulanten Pflegedienstes
  - Stationsärzten
  - Hausärzten
- Beratungsleitfaden für die unterschiedlichen Beteiligten: Frau Mertens, Herr Mertens, Frau Tannen, Frau Lerche (☞ Tab. 4.10).

Beim problemorientierten Lernen geht es zum Abschluss wie im klassischen Unterricht ebenfalls um eine **Ergebnissicherung,** die in unterschiedlichen Formen, z. B. Skript, Rollenspiel, Powerpoint-Präsentation, gestaltet werden kann. In diesem Fall würde sich eignen, Leitfäden für ein Beratungsgespräch für die unterschiedlichen Protagonisten zu entwickeln. Je nach Zeitbudget wäre auch möglich, dass die Gruppen ihre Beratungsgespräche im Rollenspiel darstellen und auswerten. Tabelle 4.10 zeigt mögliche Themen für Beratungsleitfäden.

Frau Mertens	Herr Mertens (Ehemann)	Frau Tannen (Tochter)	Frau Lerche (Freundin)
Sorgen und Gefühle Bedürfnisse und Erwartungen Unterstützungsbedarf Fähigkeiten und Ressourcen Schmerzen Fatigue Stomaversorgung Prognose und Krisenbewältigung Schwerbehindertenausweis Versorgungsoptionen Ziele und Angebote eines Hospizes (Stigmatisierung)	Sorgen und Gefühle Schuldgefühle Belastungen und Grenzen Rollenüberforderung Bedürfnisse und Erwartungen Unterstützungsbedarf Fähigkeiten und Ressourcen Optionen und Kosten der ambulanten Pflege Möglichkeiten der Entlastung (ehrenamtliche Hospizhelfer, Kurzzeitpflege, Verhinderungspflege) Hilfsmittel Pflegerische Versorgung zu Hause Lebensqualität Sterbebegleitung und Trauer Palliative Care	Sorgen und Gefühle Belastungen und Grenzen Fähigkeiten und Ressourcen Bedürfnisse und Erwartungen Optionen, Kosten und Grenzen der ambulanten Pflege, des Heimes, des Hospizes (Pflegeversicherung) Möglichkeiten der Entlastung Familiäre Konflikte Rollenüberforderung und -konflikte Trauer	Sorgen und Gefühle Belastungen und Grenzen Fähigkeiten und Ressourcen Verleugnung und Hoffnung Rehabilitation versus Palliative Care Möglichkeiten der Unterstützung Alternative Therapieangebote, z. B. ambulante Kunsttherapie

Tab. 4.10: Mögliche Pflegeprobleme und Beratungs- und Anleitungsanlässe im Fall „Frau Mertens“.

5 Evaluation des Lernerfolges

Das pflegerische Handlungsfeld „Beratung, Anleitung und Unterstützung von Patientinnen und Patienten und ihren Bezugspersonen in der individuellen Auseinandersetzung mit Gesundheit und Krankheit" ist als eine der vier eigenständigen Aufgaben von Gesundheits- und Krankenpflegerinnen im Krankenpflegegesetz festgelegt (§ 3 KrPflG, 2003). Die große Bedeutung dieser neu definierten Aufgabe von Pflegenden spiegelt sich darin wieder, dass dieser Themenbereich sowohl als Gegenstand der praktischen als auch der mündlichen Prüfung in der Ausbildungs- und Prüfungsverordnung festgelegt wurde.

5.1 Mündlicher Teil der Prüfung

Folgende Themenbereiche sind Gegenstand der mündlichen Prüfung:

1. **Unterstützung, Beratung und Anleitung in gesundheits- und pflegerelevanten Fragen fachkundig gewährleisten**
2. **berufliches Selbstverständnis entwickeln und lernen, berufliche Anforderungen zu bewältigen**
3. **bei der medizinischen Diagnostik und Therapie mitwirken und in Gruppen und Teams zusammenarbeiten (§ 14 KrPflAPrV, 2003).**

Die KrPflAPrV regelt im § 14 weiter, dass alle drei Themenbereiche der mündlichen Prüfung unabhängig voneinander benotet werden. Die mündliche Prüfung gilt nur als bestanden, wenn alle drei Teile mindestens mit „ausreichend" benotet wurden. Dies bedeutet also, der Themenbereich kann nicht durch andere Teile der mündlichen Prüfung kompensiert, sondern muss für sich bestanden werden. Daher ist es von großer Bedeutung, dass die Lernenden im Rahmen der Ausbildung gewissenhaft auf die Aufgaben „Unterstützung, Beratung und Anleitung" vorbereitet werden.

Die Aufnahme dieses Themenbereichs in den Gegenstandskatalog der mündlichen Prüfung ist zwar einerseits eine deutliche Wertschätzung dieser Aufgaben, stellt aber gleichzeitig ein Dilemma für die Prüfung dar. In einer mündlichen Prüfung können vor allem Fachkompetenzen und Methodenkompetenzen bezogen auf Präsentationstechniken überprüft werden, nicht jedoch – wie im Lernfeldansatz vorgesehen – die vollständige berufliche Handlung. Ähnlich wie beim Themenbereich „In Gruppen und Teams zusammenarbeiten" kann in der mündlichen Prüfung über diese Handlung geredet werden und das Hintergrundwissen abgeprüft werden. Es bleibt jedoch offen, inwieweit der Prüfling in der Lage ist, diese Fähigkeiten auch in das berufliche Handeln zu integrieren und dort anzuwenden. So bleiben die Prüfungsbestimmungen der Ausbildungs- und Prüfungsverordnung deutlich hinter dem Anspruch zurück, berufliche Handlungskompetenz in der Gesamtheit zu überprüfen. Hier besteht in Zukunft weiterer Reformbedarf (vgl. Belling, 2006; Schneider; Depping, 2005).

Trotz dieser Schwierigkeiten birgt die Prüfungsverordnung auch neue Chancen, indem die mündliche Prüfung z. B. anhand von Fällen durchgeführt wird. Bei der **Fallkonstruktion** ist darauf zu achten, dass möglichst verschiedene Ebenen der vollständigen Handlung in den Fall bzw. in das Prüfungsgespräch integriert werden. So kann an einem Fall z. B. einer Patientin mit Sturzneigung der Beratungs- und Lernbedarf analysiert werden und spezifische Beratungsinhalte bzw. Anleitungsschritte für diesen Fall geplant und in der Prüfung vorgestellt werden. Dadurch ist es möglich zu bewerten, inwieweit der Schüler die Fähigkeit hat, Pflegeprobleme zu analysieren und diagnostizieren sowie sein Pflegehandeln zu planen. Darüber hinaus ist das Prinzip der Fächerintegration gewährleistet, denn die Prüflinge präsentieren zum einen ihr Methodenwissen zu Beratung und Anleitung und zum anderen das Fachwissen aus verschieden Disziplinen. Beim *Fallbeispiel „Sturzgefährdete ältere Dame“* können unterschiedliche Wissensgrundlagen abgeprüft werden, z. B.:

- Pflegewissen zum Phänomen Sturz: Risikofaktoren, Erfassung der Sturzgefahr, Interventionen zur Sturzprävention und Sturzfolgenprävention
- Beratungs- und Anleitungsmethoden im Rahmen der Sturzprävention
- naturwissenschaftliches Wissen zur Anatomie und Physiologie von Knochen und Gelenken
- medizinisches Wissen zu Osteoporose, Sehbehinderung, Demenz etc.
- sozialwissenschaftliches Wissen zu Phänomenen wie Angst, Coping, Selbstwirksamkeitsüberzeugung.

Somit wird eine Lernzielkontrolle zur Methodenkompetenz zu Beratung und Anleitung durchgeführt. Wissensgrundlagen der Bezugswissenschaften werden als Beratungsinhalt relevant und kommen – integriert in die Pflegeintervention – zur Sprache.

Der Fall lässt sich außerdem in der Form erweitern, dass auch die anderen Themenbereiche der mündlichen Prüfung einbezogen werden können:

- Bei medizinischer Diagnostik und Therapie mitwirken: Diagnostik und Behandlung von Frakturen und anderen Sturzfolgen (vgl. Plescher-Kramer, 2006)
- In Gruppen und Teams zusammenarbeiten: Zusammenarbeit mit der Physiotherapie beim Bewegungs- und Balancetraining für Senioren zur Sturzprophylaxe, Entlassungsmanagement (vgl. Belling, 2006)
- Berufliches Selbstverständnis entwickeln: Bedeutung von nationalen Expertenstandards für die Pflege, die Rolle der Pflege in der Prävention und Gesundheitsförderung (vgl. Stöhr, 2006).

Zusammenfassend lässt sich herausstellen, dass die heutige Ausbildungs- und Prüfungsverordnung die große Chance zur Fächerintegration und Verschränkung verschiedener Wissensgrundlagen bietet. Dies stellt einen wesentlichen Fortschritt im Vergleich zur fächerorientierten Prüfung der Ausbildungs- und Prüfungsverordnung von 1985 dar.

Die Ausbildungs- und Prüfungsordnung ermöglicht sogar, die mündliche Prüfung in Kleingruppen mit maximal vier Prüflingen durchzuführen. Auch diese Option eröffnet neue Möglichkeiten. Es kann z. B. ein Kolloquium zu einer davor gestellten Gruppenaufgabe durchgeführt werden. Beispielsweise soll eine Gruppe einen Beratungsleitfaden oder eine Broschüre für eine bestimmte Patientengruppe erstellen. Im Prüfungsgespräch stellt die Gruppe ihre Ergebnisse vor und untermauert sie argumentativ mit den fachwissenschaftlichen Hintergründen. Es wäre sogar denkbar, dass die Prüflinge in einem Rollenspiel ein Beratungsgespräch durchführen, dass nach vorher festgelegten Kriterien bewertet wird. Damit ließe sich neben der Fachkompetenz auch die Methoden-, Sozial- und Personalkompetenz in einer simulierten Situation überprüfen. Hier gilt es in Zukunft, die kreativen Spielräume auszuloten und im Sinne der Handlungsorientierung auszuschöpfen.

5.2 Lernerfolgskontrolle während der Ausbildung

Das oben beschriebene Vorgehen ist für die mündliche Abschlussprüfung bisher noch schwer vorstellbar, aber es kann zumindest in die Ausbildung integriert und mit Eigenreflexion der Lernenden und Video-Feedback durch die Lernbegleiter verknüpft werden. Es ist wichtig, die Handlungskompetenz zu Beratung und Anleitung durch Lernortkooperation Schritt für Schritt aufzubauen und dem einzelnen Lernenden durch individuelles Feedback beim Aufbau dieser Kompetenzen zu unterstützen (Subjektorientiertes Lernen) (☞ Kapitel 3.5).

Eine weitere Möglichkeit der Lernerfolgskontrolle ist es, die Schüler eine Hausarbeit zu einem Teilaspekt von Beratung oder von Beratung einer bestimmten Patientengruppe erstellen zu lassen. Denkbar wäre auch ein Referat, das Lernende gemeinsam oder allein erarbeiten. Dieses könnten sie im 2. und 3. Ausbildungsjahr im Rahmen der Beratung bestimmter Patientengruppen halten (☞ Tab 3.4).

5.3 Praktischer Teil der Prüfung

Die Ausbildungs- und Prüfungsverordnung legt in § 15 fest, dass die praktische Prüfung im Praxisfeld stattzufinden hat. Dabei sollen maximal vier Patienten prozesshaft gepflegt werden. In einem anschließenden Prüfungsgespräch erläutern und begründen die Prüflinge ihr Pflegehandeln und reflektieren den Ablauf der Pflege. *„Dabei hat er (der Prüfling) nachzuweisen, dass er in der Lage ist, die während der Ausbildung erworbenen Kompetenzen in der beruflichen Praxis anzuwenden sowie befähigt ist, die Aufgaben in der Gesundheits- und Krankenpflege gemäß § 3 Abs. 1 des Krankenpflegegesetzes eigenverantwortlich durchzuführen“ (§ 15 KrPflAPrV, 2003).*

Folgende Aufgabenbereiche wurden im § 3 KrPflG als eigenverantwortliche Aufgaben der Pflege definiert:

- **Erhebung und Feststellung des Pflegebedarfs, Planung, Organisation, Durchführung und Dokumentation der Pflege**
- **Evaluation der Pflege, Sicherung und Entwicklung der Qualität der Pflege**
- **Beratung, Anleitung und Unterstützung von zu pflegenden Menschen und ihrer Bezugspersonen in der individuellen Auseinandersetzung mit Gesundheit und Krankheit**

- **Einleitung lebenserhaltender Sofortmassnahmen bis zum Eintreffen der Ärztin oder des Arztes.**

In der praktischen Prüfung ist der Fokus darauf gerichtet, die Handlungskompetenzen in der realen Pflegesituation zu überprüfen. Für die praktische Prüfung bedeutet es, dass bei der Auswahl der Patienten darauf zu achten ist, dass sie einen Bedarf an Beratung bzw. Anleitung haben. Damit bekommen die Prüflinge die Möglichkeit, diese Kompetenzen zu demonstrieren. Für die Bewertung der Prüfung ist es notwendig, dass Kriterien für die Kompetenzüberprüfung festgelegt sein müssen. Für den Aufgabenbereich „Beraten, Anleiten, Unterstützen" bedeutet dies, dass der Prüfer genau weiß, woran eine kompetente Beratung und Anleitung zu erkennen ist. Diese Kriterien sollten den Prüflingen bekannt sein. Sie können im optimalen Falle gemeinsam mit den Lernenden im Unterricht erarbeitet werden (☞ Kapitel 4.1.3; vgl. Hackney; Cormier 1998, S. 177–184). Neben der Bewertung der Prüfung können diese Kriterien sowohl für die Auswertung der Rollenspiele in der theoretischen Ausbildung als auch für die Rückmeldung in der praktischen Ausbildung genutzt werden.

In der praktischen Prüfung sollen auch die Fähigkeit des Schülers zur Erhebung des Pflegebedarfes und Planung der Pflege geprüft werden. Es besteht also die Möglichkeit, dass der Schüler eine individuelle patientenorientierte Anleitungs- oder Beratungsplanung entwickelt und in der Prüfung durchführt.

An dieser Stelle soll aber noch einmal unterstrichen werden, dass die Lernenden in der Ausbildung ausreichend Zeit zum Üben und Vertiefen von Beratungs- und Anleitungskompetenzen bekommen. Außerdem brauchen sie ein entsprechendes Feedback und eine gute Lernbegleitung. Erst dann können die Kompetenzen zu Beratung und Anleitung in der praktischen Prüfung abschließend evaluiert werden.

Für die praktische Prüfung gilt es ebenfalls, die kreativen, innovativen und zukunftsweisenden Potenziale, die die Pflegepädagogik und der Lernfeldansatz initiiert haben, weiter auszubauen und zu nutzen.

6 Anhang

Arbeitsblatt A

Edukatives Handeln in der Pflege – Begriffsbestimmung

Patienten- und Angehörigenedukation

Oberbegriff für pädagogische Pflegeinterventionen:

- Informationsvermittlung
- Anleitung
- Beratung
- Schulung

von Patienten und Angehörigen

In Anlehnung an den Begriff „*patient education*" (engl.), ein Gesamtbegriff für die Bildung, Erziehung, Unterrichtung, Schulung und Instruktion von Patienten.

Informationsvermittlung

Situation: Wissensdefizit

Ziele:

- Wissensvermittlung auf kognitiver Ebene
- Steigerung des Sicherheitsgefühls durch fachliche Mitteilung
- Ein Schritt im Beratungsprozess

Methode:

- mündliche Information
- Medien: Flyer, Broschüren, Infoblätter, Videos, Websites, Patienteninformationszentren.

Anleitung

Situation: Selbstpflegedefizit

Ziele:

- Aneignung alltagspraktischer Handlungskompetenzen
- Erlernen psychomotorischer Fertigkeiten

Methode:

- Phasenmodell: Vorbereiten – Planen – Demonstrieren – Durchführen unter Anleitung – Üben – Selbstständiges Handeln – Evaluieren.

Beratung

Situation: (antizipierte) Krise, veränderte Lebensumstände und Orientierungslosigkeit, Machtlosigkeit und Kontrollverlust

Ziele:

- Auseinandersetzung mit und Bewältigung von Kranksein (Coping)
- Therapietreues Verhalten (Compliance)
- Problemlösung und Entscheidungsfindung
- Krisenprävention

Methode:

- ergebnisoffener, dialogischer Prozess (mit emotionaler Auseinandersetzung)
- fachliche Information
- Geplante, strukturierte Beratungsgespräche
- Spontane, situierte Beratungsgespräche integriert in die Pflegesituation.

Schulung

Situation: Wissens- und Selbstpflegedefizit

Ziele:

- eigenverantwortliches Selbstmanagement im Leben mit einer Krankheit
- gesundheitsförderliches Verhalten
- kognitive Wissensvermittlung
- affektive Auseinandersetzung
- psychomotorisches Fertigkeitstraining

Methode:

- didaktisch strukturierter und geplanter Unterricht in Gruppen bzw. Mikroschulungen
- Elemente von Informationsvermittlung, Anleitung und Beratung

Arbeitsblatt B

Phasen des Beratungsprozesses

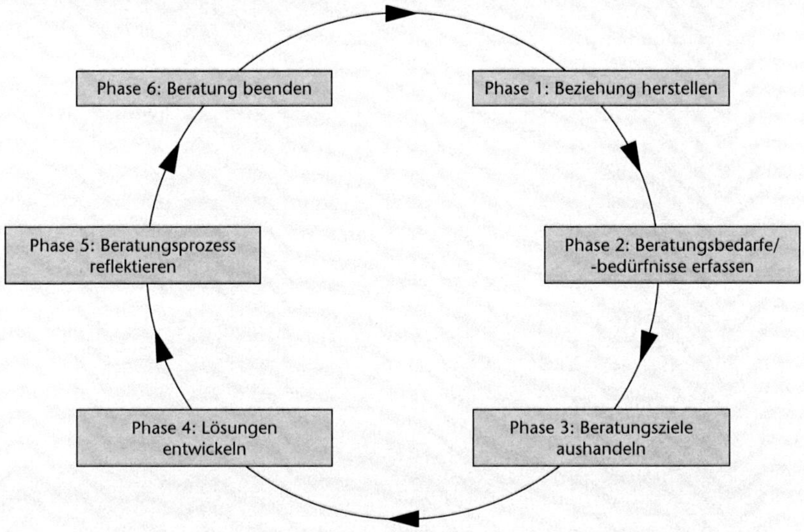

Phase	Bedeutung der Phase	Beratungsverhalten
Beziehung herstellen		
Beratungsbedarfe und -bedürfnisse erfassen		
Beratungsziele aushandeln		
Lösungen entwickeln		
Beratungsprozess reflektieren		
Beratung beenden		

Abb. 6.1: Arbeitsblatt B (Exemplar für Lernende).

Phasen des Beratungsprozesses

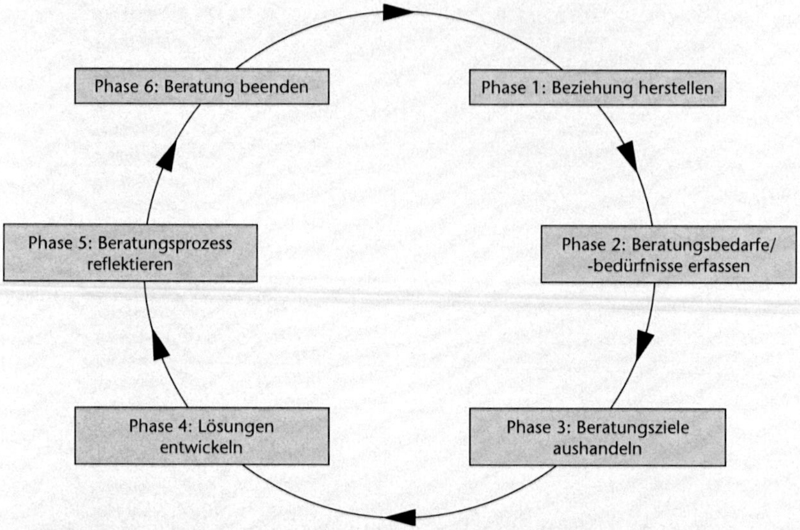

Phase	Bedeutung der Phase	Beratungsverhalten
Beziehung herstellen	Vertrauensbildung Informationen sammeln	Wichtige Phase Symmetrische Beziehung entwickeln Einstellen auf den Menschen Gleichberechtigte Beziehungsebene
Beratungsbedarfe und -bedürfnisse erfassen	Pflege- und Beratungsdiagnose stellen Hypothesen aufstellen und prüfen Situation analysieren Einflussfaktoren erkennen, Probleme definieren	Informationen, Daten sammeln Wahrnehmen/Beobachten Fragen Erzählen lassen Strukturieren, Clustern, Bewerten Problem benennen und besprechen (aus Sicht des Pflegebedürftigen) Inhaltsebene
Beratungsziele aushandeln	Klären, was erreicht werden soll Erwartungen des Beratenen und Erkenntnisse des Beraters ausbalancieren	Erkenntnisse Zusammenfassen Optionen darstellen Verschmilzt mit nächster Phase
Lösungen entwickeln	Wertschätzendes Beratungsgespräch durchführen Gefühle klären und verstehen Biographischen Zusammenhang herstellen Subjektive Deutung der Problemsituation Neue Erkenntnisse gewinnen Handlungsmöglichkeiten erkennen	Fragen Zuhören Sprache des Pflegebedürftigen Direktives Verhalten (Informieren, Instruieren) Lösungen gemeinsam suchen Alternativen entwickeln Keine Ratschläge geben!! Wünsche des Pflegebedürftigen einbeziehen Abwägen: Nutzen-Aufwand-Ziel Stützen und Bestätigen Neugierde auf Mensch (vgl. Ehlers S. 54)

Abb. 6.2: Arbeitsblatt B (Dozentenexemplar).

Beratungs-prozess reflektieren	Erfolg der Beratung bewerten Beratungsprozess reflektieren Vereinbarungen treffen	Eigenes Verhalten hinterfragen Prozess von außen betrachten Bewertung des Ziels, der Zufriedenheit „Wie war das Gespräch?" „Was waren die wichtigsten Erkenntnisse" Teambesprechung und Supervision
Beratung beenden	Beratungsgespräch dokumentieren Beratungsgespräch beenden Evtl. Abschied nehmen	Beratung zusammenfassen Veränderungsprozess begleiten Unterstützen beim Selbstständigwerden Weitere Angebote Hausaufgabe

Abb. 6.2: *Fortsetzung*

Arbeitsblatt C: Sachtext mit Arbeitsauftrag

Voraussetzungen für Beratung

Zeitliche und räumliche Bedingungen von Beratung

Für die Beratung in der Pflege ist es typisch, dass es häufig kein klar definiertes Beratungssetting (Beratungsraum, klare Terminvereinbarungen und abgesteckter Zeitrahmen) gibt wie bei anderen Beratungsangeboten (Therapeuten, Psychologen). Die große Chance der Pflege besteht hingegen darin, alltagsnah beraten zu können und zwar immer dann, wenn vom Patienten Signale zu einem Beratungsbedürfnis ausgesendet werden. Beratung ist dann also keine Spezialtätigkeit, sondern wird als Pädagogisierung der stattfindenden Pflege in den alltäglichen Pflegeprozess bzw. den Arbeitsablauf integriert. Beratung in der Pflege findet überall dort statt, wo sich Anlässe bieten: im Zimmer bei anderen Pflegehandlungen, im Badezimmer bei der Körperpflege, auf dem Flur, bei „Kontrollgängen" im Nachtdienst etc. Damit ist Beratung keine zusätzliche Dienstleistung zum gewohnten Pflegehandeln, sondern in jeder Begegnung zwischen Pflegenden und dem pflegebedürftigen Menschen stecken potenziell der Ansatz und der Bedarf von Beratung.

Dass sich Beratungsgespräche in der Pflege ungeplant, unstrukturiert, unvorhersehbar und „ad hoc" entwickeln, hängt zum einen damit zusammen, dass Patienten in ihrer Not mit Fragen und Anliegen sozusagen „herausplatzen" und einer zeitnahen Zuwendung bedürfen. Zum anderen kommt der Pflege die besondere Aufgabe zu, pädagogisch günstige Momente zu erkennen und sie „am Schopf zu packen". Pflegekräfte müssen auch indirekte und implizite Anspielungen als Beratungsbedürfnis identifizieren und angemessen darauf reagieren. Sie beobachten einen Patienten fortlaufend, um den Zeitpunkt zu erfassen, an dem er sich auf neue Erfahrungen einlassen kann, offen für Informationen ist und Entscheidungen fällen kann.

Es zeigt sich, dass es zwischen Beratungsbedarf und -bedürfnis einen Unterschied gibt. Wenn beides nicht zusammenfällt, kommt ein Beratungsgespräch evtl. gar nicht erst zustande: Bei einem **Beratungsbedarf** geht es darum, dass die Pflegekraft einen bestimmten Pflegebedarf vorhersieht und Beratung aus präventiven Gründen für sinnvoll erachtet. Der pflegebedürftige Mensch jedoch empfindet nicht zwingend einen Beratungswunsch, also ein **Beratungsbedürfnis.** Im umgekehrten Fall haben Patienten ein Beratungsbedürfnis. Wenn sie dies nicht eindeutig oder nur subtil oder implizit signalisieren, kann es passieren, dass die Pflegekraft den Beratungsanlass nicht als solchen wahrnimmt und die Signale nicht aufgreift.

Die *Verknüpfung von Beratungsgesprächen mit pflegerischem Handeln* schafft zwar eine besondere Intimsphäre, kann aber auch zu einer Doppelbelastung bei den Pflegenden führen. Das spontane, in die Situation integrierte Beratungsgespräch, das für den pflegebedürftigen Menschen eine zeitnahe und bedürfnisorientierte Pflegemaßnahme darstellt, führt bei Pflegenden, die unter Zeitdruck stehen und noch andere Patienten versorgen und unterschiedlichen Rollenerwartungen gerecht werden müssen, zu massiven Rollenkonflikten. Dies kann dazu führen, dass sie signalisierte Beratungsbedürfnisse nicht aufgreifen oder an andere Mitglieder im therapeutischen Team delegieren. Damit geben sie die Chance der Alltagsnähe auf.

Im Pflegealltag kann Beratung dadurch erschwert werden, dass kein definierter **Zeitrahmen** und keine definierten **Räumlichkeiten** zur Verfügung stehen. Um diesem Defizit zu begegnen, wird von einigen Experten gefordert, gezielt geplante und strukturierte Beratungsangebote zu schaffen. Mit einem klaren zeitlichen Rahmen und einem geschützten Raum kann dem Beratungsbedarf von Patienten ganz anders entsprochen werden.

Die Vorteile solcher formeller, institutionalisierter Angebote, wie z. B. Pflegebüros, Beratungsstellen, und geplanter, eher alltagsdistanzierte Beratungsgespräche in einem separaten Raum bestehen darin, dass alle Beteiligten ausreichend Zeit zur Verfügung haben. Die Pflegekraft kann die *Vorbedingungen,* z. B. Kenntnisse, Motivation des Patienten, der individuelle Stand der Krankheitsbewältigung, geplant mit in die Beratung einbeziehen. Sie kann gezielt unterstützende *Medien,* z. B. Broschüren, Infoblätter und Modelle, hinzuziehen. Dadurch erhöht sich die Wahrscheinlichkeit, dass der Patient umfassend und vollständig unter Einbeziehung verschiedener Perspektiven beraten wird.

Außerdem ist ein separater, gemütlicher Raum mit Sitzgelegenheiten für Berater und zu Beratenden hilfreich, um eine angenehme *Gesprächsatmosphäre* zu kreieren. Kann in einem speziellen Raum beraten werden, ist damit im Gegensatz zum Doppelzimmer oder Aufenthaltsraum die Intimsphäre geschützt. Kein anderer Patient oder Angehöriger kann dem Beratungsgespräch lauschen. Dies erhöht die Chance, dass der Patient über seine persönlichen Gefühle spricht. Besonders in der stationären Pflege ermöglicht ein separater Raum, dass ein Beratungsgespräch ungestört stattfinden kann und nicht wie ein spontanes Gespräch durch Patientenklingeln oder das Hereinkommen anderer Patienten oder Mitarbeiterinnen gestört wird. Allerdings ist ein geplantes Beratungsgespräch räumlich und zeitlich sehr weit vom Alltag und dem konkreten Beratungsanlass entfernt.

Arbeitsauftrag

Lesen Sie den Text und beantworten Sie in Ihrer Gruppe die folgenden Fragen (20 Minuten).

1. Was ist der Vorteil von Beratungsgesprächen, die spontan bei der Pflege entstehen?
2. Was ist der Vorteil von gezielt geplanten Beratungsgesprächen?
3. Welche Probleme ergeben sich aus spontanen Beratungsgesprächen?
4. Was ist der Unterschied zwischen Beratungsbedarf und Beratungsbedürfnis?

Anschließend werden die Ergebnisse im Plenum diskutiert.

Arbeitsblatt D: Falldarstellung mit Arbeitsaufträgen

Herr Meier hat Schmerzen

Herr Meier ist 67 Jahre alt. Er war in den letzten 15 Berufsjahren U-Bahnfahrer. Seit zwei Jahren ist er berentet und lebt mit seiner Frau in einer kleinen 2-Zimmerwohnung. Eigentlich wollten die beiden ihre Jahre nach der Rente miteinander genießen. Doch Herr Meier entdeckte eines Tages Blut im Stuhl und kam mit Verdacht auf ein Rektumkarzinom vor drei Wochen ins Krankenhaus.

Leider konnte der Tumor nicht mehr entfernt werden. Die Chirurgen haben Herrn Meier oberhalb des Enddarms einen künstlichen Darmausgang ausgeleitet und ein Colostoma angelegt. Da er acht Tage nach der Operation immer noch leichte Schmerzen hat, wird er mit einer Morphiumtherapie (10-10-30 mg) nach Hause entlassen.

Herr Meier ist nun seit zwei Wochen wieder zu Hause. Als ambulante Pflegekraft schauen Sie einmal täglich bei ihm vorbei, um ihn bei der Stomaversorgung zu unterstützen. Er berichtet Ihnen, dass er ständig Schmerzen habe und nachts teilweise nicht schlafen könne. Auf Ihre Frage, ob er seine Schmerztabletten regelmäßig nähme, antwortet er: „Ja, immer wenn ich es gar nicht mehr aushalte, nehme ich eine Tablette. Ich möchte das Zeug nicht regelmäßig nehmen, denn davon wird man doch süchtig. Ich habe noch nie in meinem Leben regelmäßig Tabletten genommen.“ Im Gespräch mit Herrn Meier wird deutlich, dass er die Situation mit seinem Tumor und der durchgeführten Operation nicht wirklich verstanden hat. Er erzählt weiter, dass er sich, wenn er nachts wach liegt, immer wieder Gedanken macht darüber, wie wohl alles weitergehen soll …

Sie möchten Herrn Meier zur Stomaversorgung ins Badezimmer begleiten, doch er will am liebsten im Wohnzimmer auf dem Sofa liegen bleiben. Durch Zureden können Sie ihn doch motivieren, mitzukommen. Sie beobachten dann, wie er umständlich und mit schmerzverzerrtem Gesicht langsam vom Sofa aufsteht.

Mit der Situation, dass er einen künstlichen Darmausgang hat, kommt Herr Meier auch noch nicht wirklich zurecht. Beim Wechsel der Stomaversorgung schaut er meist mit angewidertem Gesicht aus dem Fenster.

Frau Meier erzählt Ihnen unter vier Augen, ihr Mann habe Angst davor, dass der Stuhlgang von den Tabletten zu hart werden und den Anus praeter verstopfen könnte. Sie weiß auch nicht mehr so richtig weiter und wirkt etwas hilflos. Frau Meier leidet darunter, ihren Mann in diesem Zustand zu sehen. „Er zieht sich total zurück, schläft viel und will seine Ruhe und dabei ist er früher so gerne mit seinen Freunden zum Skatspielen gegangen. Und an freien Wochenenden waren wir immer viel Spazieren …“

Arbeitsauftrag 1

Lesen Sie die Falldarstellung von Herrn Meier sorgfältig und beantworten Sie die folgenden Fragen:

- Welche Pflegeprobleme lassen sich bei Herrn Meier erkennen?
- Welche Beratungsbedarfe lassen sich daraus identifizieren?
- Welche Beratungsbedürfnisse hat Herr Meier?
- Welche Ressourcen hat Herr Meier?

Arbeitsauftrag 2

Bereiten Sie in der Gruppe ein Beratungsgespräch für Herrn Meier vor. Erarbeiten Sie einen Beratungsleitfaden für das Beratungsgespräch. Erarbeiten Sie zum bereits identifizierten Beratungsbedarf die wichtigsten Beratungsinhalte. Nutzen Sie dazu diverse Fachbücher, das Internet und Broschüren.

Arbeitsblatt E: Falldarstellung zu POL

Thema: Entlassungsmanagement in der Pflege

Falldarstellung Frau Mertens

Frau Mertens ist 64 Jahre alt und seit ihrer Erstdiagnose (Rektumkarzinom) vor fünf Jahren frühzeitig berentet. Davor hat sie als Sachbearbeiterin bei einer Versicherung gearbeitet. Vor sechs Tagen wurde sie bei Ihnen auf Station aufgenommen mit ständiger Übelkeit und zeitweiligem Erbrechen. Der Verdacht auf Subileus bei Peritonealkarnzinose hat sich bestätigt. Frau Mertens bekam vor drei Tagen unter palliativen Gesichtspunkten ein Transversostoma zur Entlastung. Heute, am vierten postoperativen Tag, ist sie zwar noch sehr schlapp, fühlt sich aber schon deutlich besser. Sie konnte auch schon eine erste Tasse Tee trinken. Jetzt steht die Frage im Raum, wie es mit Frau Mertens weitergehen soll.

Im Rahmen des Entlassungsmanagements, das bereits kurz nach Aufnahme eingeleitet wurde, geht es jetzt um die konkrete Entlassungsplanung.

1. **Frau Mertens** freut sich sehr auf zu Hause. Sie hat wieder Hoffnung geschöpft, da es ihr nach der Operation wieder deutlich besser geht und sie sich nicht mehr erbrechen muss. Dass ihr im Aufklärungsgespräch mitgeteilt wurde, im Bauchfell seien überall Metastasen und ihre Prognose sei nicht besonders gut, hat sie fast schon wieder vergessen. Als Sie am Morgen Frau Mertens bei der Körperpflege unterstützen, fragt sie, wann sie denn entlassen werde. Dann fügt sie ängstlich hinzu: „Ich komm doch nicht auf so eine Siechenstation oder Hospiz oder wie das heißt? Aber wie das zu Hause werden soll, mit meinen Schmerzen und dem komischen Darmausgang, weiß ich ja auch nicht. Und dann bin ich auch immer so schlapp!"

2. Im Gespräch wird deutlich, dass **Herr Mertens,** ihr **Ehemann,** sehr in Sorge ist, ob er seine schwerkranke Frau zu Hause richtig betreuen kann. Er wirkt unsicher und scheint mit der Situation überfordert zu sein. Er kann sich nicht so richtig vorstellen, sie zum Sterben nach Hause zu nehmen. Er möchte gern, dass seine Frau in ein stationäres Hospiz kommt. Gleichzeitig hat er starke Gewissensbisse. Er spürt, dass seine Frau sich abgeschoben fühlen würde. Das erzeugt Schuldgefühle bei ihm, weil er denkt, seine Frau im Stich zu lassen. Die beiden sind seit 38 Jahren verheiratet und waren bis jetzt immer füreinander da. Auf die Frage, ob er sich die Betreuung mit Unterstützung eines ambulanten Pflegedienstes und Hospizdienstes vorstellen kann, gibt er zu verstehen, dass er keine Vorstellung von den Angeboten und Bedingungen hat. Gleichzeitig ist Herr Mertens emotional völlig damit überfordert, dass seine Frau bald sterben wird. Er fragt sich, wie er dann allein zurechtkommen wird.

3. Am Sonntag kommt die **Tochter** von Frau Mertens, **Frau Tannen,** zu Besuch auf Station. Sie hat von ihrem Vater erfahren, dass ihre Mutter evtl. in ein Hospiz verlegt oder nach Hause entlassen werden soll. Sie hat keine Ahnung, was ein Hospiz ist. Sie äußert die Sorge darüber, dass das Hospiz sehr teuer sei und sie als Tochter mit dafür aufkommen müsse. Sie möchte aber auch nicht, dass ihre Mutter nach Hause kommt. Sie befürchtet, dass ihr Vater mit der Situation völlig überfordert wäre und am Ende alles an ihr hängen bliebe. Da sie berufstätig ist, kann sie es nicht leisten, die Pflege und Sterbebegleitung ihrer Mutter zu Hause zu übernehmen. Sie spricht die Pflegekraft auf dem Flur an: „Schwester, warum kann meine Mutter denn nicht in ein Heim? Da ist rund um die Uhr für sie gesorgt, mein Vater ist nicht völlig überfordert und alles zahlt die Pflegeversicherung!"

4. **Frau Lerche, die beste Freundin** von Frau Mertens, kann es auch noch nicht wahr haben, dass es ihrer Freundin so schlecht geht. Sie kommt mit einem schönen Prospekt auf Station und versucht, Frau Mertens zu überzeugen: „Gisela, das ist eine wunderbare Rehabilitations-Klinik, die machen so Massagen und Anwendungen und haben sogar Maltherapie. Die Ostseelandschaft ist traumhaft schön. In der Reha kommst du bestimmt wieder auf die Beine!" In diesem Moment kommt die Sozialarbeiterin, Frau Eichenlaub, mit dem neuen Antrag auf Schwerbehinderung in das Zimmer. Frau Lerche versucht gleich, sie für diese Idee zu gewinnen.

Arbeitsblatt F: Praxisauftrag zum Thema „Beratung von Patienten und Angehörigen"

Praxisauftrag A: Vorstellung der Institution bzw. Beratungsstelle

Stellen Sie die Institution bzw. Beratungsstelle anhand folgender Aspekte vor:
- Institutioneller Rahmen, Art der Institution, Träger, finanzielle Grundlagen, Vernetzung mit anderen Institutionen des Gesundheitswesens
- Räumliche Ausstattung, Arbeitsorganisation, Personalstruktur, Klientel.

Praxisauftrag B: Beratungsbedarf

Erheben Sie den Beratungsbedarf und die Beratungsbedürfnisse der Patienten und Angehörige (typische Patienten- und Angehörigengruppe Ihrer Beratungseinrichtung). Entwickeln Sie einen Leitfaden für ein Beratungsgespräch (für die ausgewählte Patienten- oder Angehörigengruppe). Falls möglich erproben Sie den Leitfaden im Beisein Ihres Praxisanleiters in einem Beratungsgespräch.

Praxisauftrag C: Hospitationsprotokoll

Erstellen Sie drei Hospitationsprotokolle.
Beschreiben Sie beobachtete Beratungsgespräche nach folgenden Kriterien:
- Datum, Uhrzeit, Ort
- Art des Beratungsgespräches (spontan, situiert oder geplant, strukturiert)
- Klient (kurze Beschreibung)
- Berater
- Einzelberatung oder Gruppenberatung
- Erstkontakt oder Folgekontakt
- Beratungsthema (übergeordnet)
- Beschreibung des Beratungsanlasses mit Bezug zu Krankheitsbild, Gesundheits- und Pflegeproblemen, Biographie, Lebensumständen und emotionaler Situation
- Beratungsablauf und Beschreibung des Beratungsprozesses
- Beschreiben der Beziehung zwischen Berater und Klient (nonverbale Kommunikation)
- Gesprächstechniken (Fragen, Paraphrasieren, Verbalisieren)
- Beratungsmaterial
- Art der Dokumentation.

Ziehen Sie zum Abschluss ein Fazit für Beratung in der Pflege: Erkenntnisse, Ideen, zukünftige Visionen, Weiterentwicklung …

Quelle: Wannseeschule e.V., Berlin (in Anlehnung an Studienaufgaben von Dr. Hüper, Ev. FH Hannover).

7 Literaturverzeichnis

Ausbildungs- und Prüfungsverordnung für die Berufe in der Krankenpflege(KrPflAPrV), 2003.

Belling, A.: In Gruppen und Teams zusammenarbeiten. Werkstattbuch zu Pflege heute. Hrsg. von Warmbrunn, A. München: Elsevier 2006.

Deutsches Krankenhausinstitut; Deutsches Institut für angewandte Pflegeforschung; Robert Bosch Stiftung: Die Pflegeausbildungsstudie PABiS. Pflege Aktuell, 60. Jg. (2006)6, S. 310–315.

Gesetz über die Berufe in der Krankenpflege (KrPflG), 2003.

Grove, L.: Bei der Entwicklung und Umsetzung von Rehabilitationskonzepten mitwirken und dies in das Pflegehandeln integrieren. Werkstattbuch zu Pflege heute. Hrsg. von: Warmbrunn, A. München: Elsevier 2006.

König, A.: Auf die Entwicklung des Pflegeberufes im gesellschaftlichen Kontext Einfluss nehmen. Werkstattbuch zu Pflege heute. Hrsg. von: Warmbrunn, A. München: Elsevier 2006.

Krathwohl, D.; Bloom, B.; Masia, B.: Taxonomie von Lernzielen im affektiven Bereich. Weinheim: Beltz 1978.

Kultusministerkonferenz (KMK): Handreichung für die Erarbeitung von Rahmenlehrplänen der Kultusministerkonferenz für den berufsbezogenen Unterricht in der Berufschule und ihre Abstimmung mit Ausbildungsordnungen des Bundes für anerkannte Ausbildungsberufe. Stand 15. 9. 2000.

Meyer, H.: Trainingsprogramm zur Lernzielanalyse. Frankfurt. Athenäum Fischer Taschenbuch Verlag 1974.

Ministerium für Gesundheit, Soziales, Frauen und Familie des Landes Nordrhein-Westfalen (Hrsg.): Ausbildungsrichtlinien für die staatlich anerkannten Kranken- und Kinderkrankenpflegeschulen in NRW. Anpassung: Hundenborn, G.; Kühn, C., Deutsches Institut für angewandte Pflegeforschung e. V. 2003.

Ministerium für Gesundheit, Soziales, Frauen und Familie des Landes Rheinland-Pfalz (Hrsg.): Rahmenlehrplan und Ausbildungsrahmenplan für die Ausbildung in der Gesundheits- und Krankenpflege und der Gesundheits- und Kinderkrankenpflege des Landes Rheinland-Pfalz 2005.

Muster-Wäbs, H.; Schneider, K.: Vom Lernfeld zur Lernsituation. Gehlen: Bildungsverlag EINS 1999.

Oelke, U.; Scheller, I.; Ruwe, G.: Tabuthemen als Lerngegenstand szenischen Lernens in der Pflege. Bern: Huber 2000.

Pflege heute, Lehrbuch für Pflegeberufe. 3. Aufl. München: Elsevier 2004.

Plescher-Kramer, J: Bei der medizinischen Diagnostik und Therapie mitwirken. Werkstattbuch zu Pflege heute. Hrsg. von: Warmbrunn, A. München: Elsevier 2006.

Scheller, I.: Szenisches Spiel. Handbuch für die pädagogische Praxis. Berlin: Cornelsen 1998.

Schneider, K.; Depping, D.: Lernerfolgskontrollen auf Grundlage der neuen Ausbildungsrichtlinien. In: Werkstattbuch zu *Pflege heute:* Themenbereiche und Lernfelder im Pflegeunterricht. München: Urban & Fischer 2005, S. 57–66.

Stöhr, M.: Theorie-Praxis-Verknüpfung als Anforderung des Lernfeldkonzeptes. In: Werkstattbuch zu *Pflege heute:* Themenbereiche und Lernfelder im Pflegeunterricht. München: Urban & Fischer 2005, S. 27–33.

Thüringer Kultusministerium: Arbeitsfassung des Lehrplanentwurfs Gesundheits- und Krankenpflege. Erfurt 2005.

WHO Regionalkomitee für Europa: Gesundheit21 Europäische Ziele. Kopenhagen, September 98.

Angehörigenanleitung und -beratung

Buijssen, H.: Die Beratung von pflegenden Angehörigen. Weinheim: Beltz 1997.

Bücker, Ch.: Schulung und Beratung von pflegenden Angehörigen. Pflegen Ambulant, (2004) 15, S. 16–17.

Daneke, S.: Angehörigenarbeit. München: Urban und Fischer 2000.

Friedemann, M.: Familien- und umweltbezogene Pflege. Bern: Huber 1996

George, U.; George, W.: Angehörigenintegration. PrInterNet, 4. Jg. (2002) 2, S. 29–48.

George, U.; George, W.: Angehörigenintegration in der Pflege. München: Ernst Reinhard Verlag 2003.

George, U.; George, W.: Angehörigenedukation als Inhalt der Aus- und Weiterbildung. In: PrInterNet, 6. Jg. (2004) 4, S. 210–214.

Rösing, S.: Angehörigenanleitung. Die Schwester/Der Pfleger, 39. Jg. (2000) 9, S. 772–775.

Steimel, R.: Individuelle Angehörigenschulung. Hannover: Schlütersche 2003.

Anleitung

Abt-Zegelin, A.: Mikroschulungen – Pflegewissen für Patienten und Angehörige, Teil 1. Die Schwester/Der Pfleger, 45. Jg. (2006) 1, S. 62–65.

Ewers, M.: Anleitung als Aufgabe der Pflege. Ergebnisse einer Literaturanalyse. Bielefeld: Institut für Pflegewissenschaft an der Universität Bielefeld 2001.

Gnamm, E.; Denzel, S.: Praxisanleitung – beim Lernen begleiten. Stuttgart: Thieme 1997.

Immohr, S.: Patientenanleitung als pflegepädagogische Aufgabe. In: Sahmel, K.-H.: Grundfragen der Pflegepädagogik. Stuttgart: Kohlhammer 2001.

Netzwerk Patienten- und Familienedukation in der Pflege e.V.: Konzept zur Erstellung von „Mikroschulungen" am Beispiel der „Subkutanen Injektion". Witten: Netzwerk Patienten- und Familienedukation in der Pflege e.V. in Kooperation mit der Universität Witten/Herdecke 2005.

Quernheim, G.: Spielend anleiten und beraten. (2. Aufl.) München: Elsevier 2004.

Rösing, S.: Angehörigenanleitung. Die Schwester/Der Pfleger, 39. Jg. (2000) 9, S. 772–775.

Sailer, M.: Praxishandbuch Patientenedukation. Elchingen: WK-Fachbücher 2004.

Thomas, B. et al.: Schulung und Anleitung in der stationären Krankenpflege zur Förderung der Selbstständigkeit bei älteren Menschen. PrInterNet, 7. Jg. (2005) 9, S. 472–479.

Thomas, B.; Wirnitzer, B.: Patienten und Pflegende in einer neuen Rolle. Pflegezeitschrift, 54. Jg. (2001) 7, S. 469–473.

Völkel, I.: Praxisanleitung in der stationären und ambulanten Altenpflege. München: Elsevier 2005.

Beratung

Abt-Zegelin, A.; Huneke, M.: Grundzüge einer systematischen Pflegeberatung. PrInterNet, 1. Jg. (1999) 1, S. 11–18.

Abt-Zegelin, A.: Neue Aufgaben für die Pflege: Patientenedukation. Die Schwester/Der Pfleger, 39. Jg. (2000) 1, S. 56–59.

Abt-Zegelin, A.: Patienten- und Familienedukation in der Pflege. Pflege und Gesellschaft. Sonderausgabe. Frankfurt am Main: Mabuse 2002, S. 103–115.

Abt-Zegelin, A.; Gerig, W.; Huss, N.: Pflegeausbildung: neue Möglichkeiten nutzen. Die Schwester/Der Pfleger, 42. Jg. (2003) 9, S. 710–714.

Abt-Zegelin, A.: Epilepsie – Beratung und Information. Die Schwester/Der Pfleger, 43. Jg. (2004) 2, S. 98–101.

Abt-Zegelin, A.: Patientenedukation – Was Patienten über ihre Krankheit denken. Die Schwester/Der Pfleger, 44. Jg. (2005) 1, S. 53–55.

Albiez, T.: Lehrzeit für Patienten. Krankenpflege/Soins Infirmiers (1998) 12, S. 8–12.

Bachmair, S. et al.: Beraten will gelernt sein. Weinheim: Beltz 1999.

Baumgartner, L.; Kirstein, R.; Möllmann, R.: Häusliche Pflege heute. München: Urban & Fischer 2003.

Beier, J.: Prinzipien patientenorientierter Information und Beratung: Pädagogische Strategien situationsgerecht anwenden. Pflegezeitschrift, 58. Jg. (2005)10, S. 636–639.

Berger, B.: Patientenberatung in Deutschland. Dr. med. Mabuse (2003) 5, S. 50–53.

Bösing, U.; Lang, P.; Zegelin-Abt, A.: Patienten- und Familienedukation erfordern neue Kompetenzen. PrInterNet, 3. Jg. (2001), 5, S. 126–132.

Brearly, G.; Birchly, P.: Beratung und Gesprächsführung bei Krankheit und Behinderung. Wiesbaden: Ullstein Mosby 1995.

Brinkmann-Göbel, R. (Hrsg.): Handbuch für Gesundheitsberater. Bern: Huber 2001.

Brunen, M.; Herold, E.: Ambulante Pflege. Hannover: Schlütersche 1995.

Bürgi, A.; Eberhart, H.: Beratung als strukturierter und kreativer Prozess. Göttingen: Vandenhoek und Ruprecht 2004.

Canobbio, M.: Praxishandbuch – Patientenschulung und -beratung. Wiesbaden: Ullstein Medical 1998.

Culley, S.: Beratung als Prozess. Weinheim: Beltz 2002.

Davy, J.; Ellis, S.: Palliativ pflegen. Bern: Huber 2003.

Doll, A.; Hummel-Gaatz, S.: Lernfeld Beratung in der Pflege. PrInterNet, 8. Jg. (2006) 4, S. 206–217.

Doll, A.; Hummel-Gaatz, S.: Patienten- und Angehörigenberatung in der onkologischen Pflege. Forum DKG (2005) 4, S. 54–55.

Ehlers, S.: Psychosoziale Beratungsgespräche. München: Urban & Fischer 2003.

Engel, F.; Sickendiek, U.: Beratung – ein eigenständiges Handlungsfeld. Pflege und Gesellschaft, 10. Jg. (2005) 4, S. 163–171.

Feldhaus-Pulmin, E.: Beratung in der Pflege – Grundlagen in der Ausbildung legen. Pflegezeitschrift, 58. Jg. (2005) 10, S. 640–642.

Haas-Unmüßig, P.: Kompetenzen in der Pflegeberatung: Neue Aufgaben erfordern umfassende Weiterbildung. Pflegezeitschrift, 54. Jg. (2001) 4, S. 285–286.

Hackney, H.; Cormier, L.: Beratungsstrategien, Beratungsziele. München: Reinhard 1998.

Hellige, B.; Hüper, C.: Pflegerisches Beratungsmodell für chronisch kranke Menschen, Pflegemagazin, 3. Jg. (2002) 6, S. 8–16.

Herold, G.: Förderung der Beratungskompetenz. Unterricht Pflege, 7. Jg. (2002) 4, S. 9–16.

Hösl-Brunner, G.; Herbig, C.: Das Pflegeberatungsverständnis von Pflegefachkräften. Pflegezeitschrift, 51. Jg. (1998) 10, S. 779–782.

Jung-Heintz, H.: Beraten-Schulen-Anleiten. In: Kellnhauser, E. et al. (Hrsg.): Thiemes Pflege – entdecken, erleben, verstehen, professionell handeln. 9. Auflage, Stuttgart: Thieme 2000.

Kleve, H.: Beratung im Pflegesystem – eine systemtheoretische Perspektive. Pflege und Gesellschaft, 10. Jg. (2005) 4, S. 172–181.

Klug-Redman, B.: Patientenschulung und -beratung. Wiesbaden: Ullstein Mosby 1996.

Knelange, C.; Schieron, M.: Beratung in der Pflege – als Aufgabe erkannt und professionell ausgeübt? Pflege und Gesellschaft, 1. Jg. (2000) 5, S. 4–11.

Koch-Straube, U.: Beratung in der Pflege. Bern: Huber 2001.

Koch-Straube, U.: Beratung in der Pflege. Pflege und Gesellschaft. Sonderausgabe. Mabuse 2002, S. 81–88.

Kramß, D.: Inkontinenz – mit Beratung vorbeugen. Pflegen Ambulant, 16. Jg. (2005) 6, S. 10–12.

Krankenpflegeschule am Krankenhaus Charlottenstift Stadtoldendorf GmbH: Beratung als Pflegekompetenz – „Hilfe, ich habe Ein- und Durchschlafstörungen". Die Schwester/Der Pfleger, 40. Jg. (2001) 5, S. 396–402.

Krause, C. et al. (Hrsg.): Pädagogische Beratung. Paderborn: Schöningh 2003.

Lay, R.: Beratungskompetenz in der Pflege. PrInterNet, 9. Jg. (2001)1, S. 195–200.

London, F.: Informieren, Schulen, Beraten. Bern: Springer 2003.

Mertin, M.; Müller, I.; Beier, J.: Der Begriff „Beratung" in der Pflege. Pflegezeitschrift, 58. Jg. (2005) 2, S. 2–6.

Migge, B.: Handbuch Coaching und Beratung. Weinheim: Beltz 2005.

Möller-Brix, G.: Systemisch Beraten. Norderstedt: Books of Demand 2002.

Müller-Mundt, G. et al.: Patientenedukation – (k)ein zentrales Thema in der deutschen Pflege. Pflege und Gesellschaft, 5. Jg. (2000) 2, S. 42–53.

Müller-Mundt, G.; Schaeffer, D.: Patientenschulung in der Pflege. In: von Reibnitz, C; Schnabel, P.; Hurrelmann, K. (Hrsg.): Der mündige Patient. Weinheim: Juventa 2001.

Nestmann, F.; Engel, F.; Sickendiek, U. (Hrsg.): Das Handbuch der Beratung. Band 1 und 2. Tübingen dgvt-Verlag 2004.

Olbrich, C.: Patientenberatung. Pflege Aktuell, 48. Jg. (1995) 6, S. 428–430.

Olbrich, C.: Idiolektik als Ansatz für die Beratung in der Pflege: Den anderen Menschen verstehen. Pflegezeitschrift, 58. Jg. (2005)10, S. 643–645.

Petermann, F. (Hrsg.): Patientenschulung und Beratung. 2. Aufl., Göttingen: Hogrefe 1997.

Pinkert, C.; Renneke, S.; Rutenkröger, A.: Schulung und Beratung als pflegerischer Auftrag. Pflege aktuell, 51. Jg. (1999) 3, S. 159–161.

Rennecke, S.: Information, Schulung und Beratung von Patienten und Angehörigen. Köln: Kuratorium Deutsche Altenhilfe 2000.

Rogers, C.: Die nicht-direktive Beratung. 10. Aufl. Frankfurt: Fischer 2001.

Sander, K.: Personenzentrierte Beratung. Weinheim: Beltz 1999.

Schneider, K.; Welling, K.: Pflege und Krankheitserleben von Menschen mit Bewegungseinschränkungen. Brake: Prodos Verlag 2002.

Schröck, R.; Drerup, E. (Hrsg.): Der informierte Patient. Freiburg: Lambertus 2002.

Schroeder, G.: Pflegeberatung im ambulanten Bereich: Beziehungsprobleme thematisieren und den Pflegeprozess fördernd gestalten. Pflegezeitschrift, 53. Jg. (2000) 9, S. 608–610.

Stratmeyer, P.: Orientierung und Ansätze in der Pflegeberatung. Pflege Magazin, 6. Jg. (2005) 2, S. 42–57.

Thomas, B.; Wirnitzer, B.: Patienten und Pflegende in einer neuen Rolle. Pflegezeitschrift, 54. Jg. (2001a) 9, S. 469–473.

Thomas, B.; Wirnitzer, B.: Pflegeberatung und Patientenschulung. Heilberufe, 6. Jg. (2001b) 8, S. 34–35.

Von Reibnitz, C.; Schnabel, P.; Hurrelmann, K. (Hrsg.): Der mündige Patient. Weinheim: Juventa 2001.

Von Schlippe, A.; Schweitzer, J.: Lehrbuch der systemischen Therapie und Beratung. Göttingen: Vandenhoeck und Ruprecht 1998.

Weakland, J.; Herr, J.: Beratung älterer Menschen und ihrer Familien. 2. Aufl. Bern: Huber 1988.

Wolf, B.: Diabetesberater – ein Aufgabenfeld mit Zukunft. Pflegen Ambulant, 15. Jg. (2004) 4, S. 26–27.

Wörmann, M.: Personenzentrierte Beratung durch Pflegende. In: Schneider, K.; Brinker-Meyendriesch, E.; Schneider, A .(Hrsg.): Pflegepädagogik. Berlin: Springer 2003.

Kommunikation

Abt-Zegelin, A.: Wer kommuniziert, pflegt. Pflege Aktuell, 56. Jg. (2003)12, S. 642–644.

Birkenbihl, V.: Kommunikationstraining. Landsberg am Lech: mvg-verlag 1999.

Bischoff-Wanner, C.: Kommunikation mit Patienten. In: Bischoff-Wanner, C. et al.: Pflegedidaktik. Stuttgart: Thieme 1997.

Dahmer, H.; Dahmer, J.: Gesprächsführung – Eine praktische Anleitung. Stuttgart: Thieme 2003.

Darmann, I.: Anforderungen der Pflegeberufswirklichkeit an die kommunikative Kompetenz von Pflegekräften. Pflege (2000) 13, S. 219–225.

Fitzgerald, A.; Zwick, G.: Patientenorientierte Gesprächsführung im Pflegeprozess. Wien: Springer 2001.

Gestrich, R.: Gespräche mit Schwerkranken. Stuttgart: Kohlhammer 1998.

Groothius, R.: Soziale und kommunikative Fertigkeiten. Bern: Huber 2000.

Langfeldt-Nagel, M.: Gesprächsführung in der Altenpflege. München: Reinhard Ernst 2004.

Molcho, S.: Alles über Körpersprache. München: Mosaik Verlag 1995.

Molcho, S.: Körpersprache. München: Goldmann 1996.

Muijsers, P.: „Wir verstehen uns … oder?". Bern: Huber 2001.

Pallasch, W.: Pädagogisches Gesprächstraining. 4. Aufl., Weinheim: Juventa 1995.

Petrie, P.: Kommunikation mit Kindern und Erwachsenen. Wiesbaden: Ullstein Medical 1999.

Schulz von Thun, F.: Miteinander reden 1 – Störungen und Klärungen, Allgemeine Psychologie der Kommunikation. Reinbeck bei Hamburg: Rowohlt 1992.

Schulz von Thun, F.: Miteinander reden 2 – Stile,

Werte und Persönlichkeitsentwicklung. Reinbeck bei Hamburg: Rowohlt 1992.

Schulz von Thun, F.: Miteinander reden 3 – Das „innere Team" und situationsgerechte Kommunikation. Reinbeck bei Hamburg: Rowohlt 2000.

Specht-Tomann, M.; Tropper, D.: Hilfreiche Gespräche und heilsame Berührungen im Pflegealltag. Berlin: Springer 2000.

Stanjek, K.: (Hrsg.): Altenpflege Konkret Sozialwissenschaften. München: Urban & Fischer 2005.

Walther, S.: Sprache und Kommunikation in der Pflege. Duisburg: Gilles und Franke 2003.

Watzlawik, P. et al.: Menschliche Kommunikation. Bern: Huber 2000.

Willig, W.: Arbeitstexte für Psychologie, Soziologie, Pädagogik an Pflegeschulen. Balingen: Selbstverlag Willig 1997.

Willig, W.; Willig, A.: Unterrichtsplanung für Psychologie, Soziologie, Pädagogik an Pflegeschulen. Eine praktische Anleitung für ca. 80 Unterrichtsstunden. Balingen: SV Verlagsdruckerei 1997.

Willig, W.; Kommerell, T: Geistes- und Sozialwissenschaften pflegerelevant. Balingen: Selbstverlag Willig 2005.

Weiterführende Internetseiten

www.patienetenedukation.de.

www.beratunginderpflege.de.

www.patientenkomepetenz.de.

www.piz-lippstadt.de.

Index